CARE
Good Care ,
Good Living

CARE

Good Care ,
Good Living

care 69

告別失智

一本書解釋大腦如何運作，以及你該怎麼吃、怎麼思考，活化腦力，維持永智人生

作　　者：林錦堂
責任編輯：陳怡慈
特約編輯：郭盈秀
美術設計：許慈力
繪圖協力：小瓶仔
內文排版：薛美惠

出 版 者：大塊文化出版股份有限公司
臺北市105022南京東路四段25號11樓
www.locuspublishing.com
讀者服務專線：0800-006689
TEL：(02) 87123898　FAX：(02) 87123897
郵撥帳號：18955675
戶　　名：大塊文化出版股份有限公司

法律顧問：董安丹律師、顧慕堯律師

總 經 銷：大和書報圖書股份有限公司
地　　址：新北市新莊區五股工業區五工五路2號
TEL：(02) 89902588 (代表號)　FAX：(02) 22901658
製　　版：瑞豐實業股份有限公司
初版一刷：2021年6月
定　　價：新台幣 300 元
ISBN：978-986-5549-95-4

告別失智

一本書解釋大腦如何運作

以及你該怎麼吃、怎麼思考，活化腦力，維持永智人生

林錦堂 著

目錄

前言

數年前，社團法人台灣失智症協會之年度大會中，一位醫師提出了令人震驚的疑問：「為何最近在門診中，出現了青壯年就確診失智的病例呢？」頓時現場一片啞然，不知如何接續。揣測和言不及義的回應紛至沓來。這可說是給了流行病學專家一記悶棍。

本書內容使用「失智、癡呆症」的併名方式，目的是希望提出警示，指出整個病程是連續性、不可逆轉的；同時，也旨在告誡大眾，應於初發、輕微的階段時，就必須嚴肅以待，調整個人的日常生活型態，進行「超前部署」。

十數年來，我積累了不少與學員們共享生活周遭的病例經驗後，心得只有一個：人們不是很愛自己。許多人對於罹患失智症的僥倖心理、知識的貧乏、認知謬誤和逆來順受的執意心態，令我感到背脊發涼；就算是到台北榮民總醫院的失智症家屬聚會中發送課程相關簡章，也未見有人來報名。同樣的情形把癡呆症、阿茲海默症包裝成「失智」，在語言使用上或許聽起來較不強烈，但卻降低對罹患相關病症風險之警覺性。

失智症不是感冒，有不可逆的特性；更不像糖尿病、心臟病、高血壓等可以用藥物控制。基本上，現存有效的用藥連一隻手都數不完，也只能夠稍稍「延緩」病況而已。

思索這些情況後，感覺到失智症病情的背後，有一種可能性：除了臨床病理症狀的顯現之外，還有著讓失智症產生表徵化的背後因素。這或許可以解釋為何有些身體健康、看似還如壯年一般的人，好端端地卻出現了顯著的臨床病徵；而有些明明是風燭草露的老人，卻有著思路清晰、口條流暢的腦袋？難道失智症有「內情」？

是的，真的有「內情」！上述的舉例說明了背後的真相——是心智認知神經模組與迴路的健全程度影響了失智、癡呆症罹患的發生與病程。因此，便產生兩個對於失智症的醫療角度：是要從人的軀體解剖學來看呢？亦是從「人」的本質功能來思索呢？這兩者的差異在於應對疾病的處理態度與方法，就會是從光譜的兩端來施作，同時所採用的預防手段更是天差地遠，以及針對病情源頭來做因應預防的成效。

對「失智症」的認知謬誤

台灣失智症協會在二〇一七年四月發行的會訊刊物中，即以「失智不是老人的專利」為主題報導，並闡述了三個重要觀點：

一，青壯年型失智症的病患人數，已經急速增加中。

二，在台灣，推估約有一萬兩千名六十五歲以下被確診的年輕型失智症患者。由於患者數量頗為可觀，以至於需要創設專司機構來協助。

三，如果以慢性疾病「第二型糖尿病」流行病學的推估經驗為參考，來預測失智症的狀況——患者中，約只有三分之一有自覺性地感覺到罹病，三分之二則全然不知。

失智症微發的初期，的確是沒有自覺性與外顯的症狀，大都是在記憶力運作上感覺到稍微變差，譬如忘東忘西或日常生活運作流程顛三倒四等現象。然而，這些情況卻不足以讓當事人引以為意，周遭的人也無從察覺。這就是失智症最可怕的潛在危機。

另外，部分還有經常性暴怒、偷竊、性變態或異常、生活習慣改變等等，雖然也都可能讓身旁的人們發覺到「不對勁」，卻仍會被社會的普世錯誤觀念所影響，掩蓋對失智症應具備的警覺：總認為這些只是偶發、短暫的現象，過些時候，「應該」就會「自動」恢復正常。

上述狀況，顯示出多數社會大眾對於「腦力退化」的無知、輕忽和長期性「認知謬誤」的現象；而正是這種現象，一直阻礙了失智預防的作為和就醫的時機。可以說，這是當今社會應該重視的課題。

第一章

健固腦力，提早儲存腦本

1 為什麼要鞏固腦力

想得到智力不褪的人生，是相當耗費能量與資源的工程。先要對人生的奧義有深切體認；而不是歷經身心缺損後產生感受才想有所作為，更不是近乎放棄人生時所自然產生的一種「天注定」的態度。

大腦唯一的天命就是管理生命，而「智力」是人類大腦唯一的本命天職。任何人如果違背了上蒼的旨意，無疑就是背叛自己的生存原則，更是糟蹋生命存在的意義。

人腦的意識是宇宙間的小我，是連通到全宇宙大我之節點。因此，珍視自我心智認知系統的完整與健康的運作，是生而為人的責任。

失智，老人的「壽禮」？

一般認為，女性罹患失智症的比例較高於男性。而打從我開設「記憶力退化預防」和「腦力健固」課程超過十年以來，未曾見過一個班級內會有三位超過六十歲的男學員來報名；就算有，通常也只有一位能夠待到學期結束。顯現男性大多較不重視此事。照此邏輯推測，應該是男性患者比例較高？果然，前文的會訊中就談及了「年輕型失智者」男性多於女性，且腦力衰退比女性快，也容易出現精神與行為的病況。這些陳述與我長期的教學經驗與觀察是相當一致的。

就人類來說，原先的自然平均壽命約三十歲，直到二十世紀上半期才延長到近四十八歲。以大家的共同經驗而言，年過三十歲以後，會逐漸發覺到明顯的體能衰退，且記憶力不如二十多歲階段。由此推論，在自然法則裡，「三十歲」是個生理性關鍵點，三十歲以後的壽命可說是向上蒼爭取來的。

如果活得夠久，「失智」似乎就成為老人的「壽禮」。因此，便自然地構成社會上對於老人失智症方面的謬誤認知：「老就是番癲」、「老了就是會這樣」、「每個人都無法避免衰老」等等宿命論。這些也是造成失智症容易被許多人嚴重輕忽的主要原因。

事實上，更糟糕的是不少當事人渾然不覺。舉例來說，有些人在被建議就醫檢查、以確定是否有相關症狀時，總是直接表現出「我哪裡有病？你才有病吧」的反應。

旁人早就察覺，自己卻渾然不知

大腦管控身體的器官，若身體有狀況，就會循著神經系統或化學分子信號，回報給大腦知道。然而，大腦卻沒有跟器官一樣有相同的生理機制，所以其對於自身退化的狀態往往懵然無知。

人體內有所謂的「補償效應」（又稱為「代償作用」），會讓人在自身退化的察覺上變得相當遲鈍，而這種效應在人腦上的影響，會比人的「病識感」更加顯著。在身體方面，補償效應主要會展現在局部器官；但關於腦的運作（也就是人的心理的運作）上，幾乎是全面性的掩蓋。

原因在於人腦的「意識」，是認知系統（類似電腦軟體中程式執行）全方位運作的結果；除非生理結構中「微系統」（類似電腦硬體，像是顯示卡、CPU、鍵盤、主機板等）崩壞而產生「斷線」效應時，「人體」才會意識到狀況的產生。

2 腦力與失智之間的關連

大腦透過化學性和電位性的方式，在突觸與間隙之間傳導物質；在神經元群組的內與外，再經由複式連結，「自由」選擇出結論。這就是心智認知神經迴路模組的運作模式。這樣的過程，顯示出人腦具備著「非線性」的思考能力。

具備密集型計算、模擬作業與類比計算等功能的超級電腦，已有足夠能力來執行最複雜的運算；不過，一旦結果出爐，只能夠繼續執行。基本上，大腦可以採多工決策、擇一執行，或是單一決策而多樣執行；這種「臨機應變」的方式，是只有健康且新鮮的前額葉才能夠執行。因此，若想觀察是否罹患失智

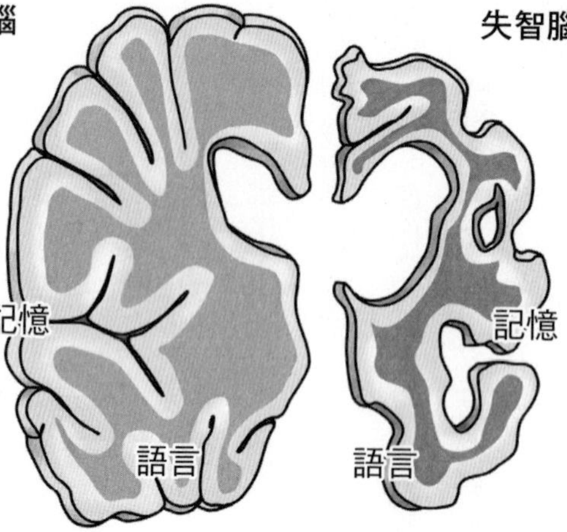

新鮮的健康腦（左）與枯萎的失智腦（右）狀態大不同。

症，大腦複式資訊處理過程的周全度，可說是前置性指標。

三十歲之後，大腦開始退化？

以下是大腦內每天都在發生的情況：在單一神經元血管受到阻塞而死亡時，並不會產生心智認知系統運作的阻斷；而這可歸功於大腦複合資訊處理的運作模式。單一神經元只是整個迴路的一小部分，同樣地，也是在產生心智認知活動過程中，達成共識的「其中一票」而已，並不會直接影響到整個「意識產生」的結果。

大腦內的心智認知活動，先由成千上萬的個別神經元「自行組織」成「心智認知模組」（群組／模塊）；接著，這些模組也以同樣的「自行組織」方式，形成初步的「微迴路」；再糾集有共識的微迴路，建構成有效率的「心智認知神經迴路」。總之，所謂的「我」，就是從心智認知的「模組—微迴路—神經迴路」，一路建構出「人」的意識與行為表現。包含：記憶、自傳、經驗、信念、思維模式和前瞻性思考等意識，全都在這種無數相互交聯的迴路網絡中激盪與流串。

因此，在失智或癡呆症的嚴格定義上，要以出現在「模組—微迴路—神經迴路」網絡中，以及信息傳輸遞延、瀰漫性喪失和損害性流通斷鏈，來作為診斷的首要考量。

當腦內極細微血管發生「小中風」症狀時，不會立即產生輕微失智、暫時記憶力缺失或身體性生理病兆，而且往往兩、三天後就沒什麼感覺；因此，很容易讓人輕忽失智、癡呆等症狀。

如果症狀是發生在關鍵點上，譬如：認知運作的重要腦區與其周邊系統「前額葉」（工作、決策、策畫等）、「海馬迴」（記憶暫存、長期記憶、地理空間辨識等）、「頂葉」（計算、身體空間感知等），那麼輕微失智的病狀就可能發生。

因此，一旦突然暈倒在地，雖然幾分鐘內能夠自動甦醒且自行起身，仍然不是一件小事！這時候的你，恐怕已經走在失智的大道上，正逐漸邁向癡呆的方向。

對於初次出現此病狀的人來說，通常不太會認為病因源於自身大腦，反而常先歸因於身體器官問題；或許會主動徵詢醫師，但在門診中透露的訊息多與大腦無關，加上患者的臨床症狀並不明顯，因此，醫師很難在第一時間做出失智方向的診斷。

由於大腦內沒有自我監控機制，無法透過內部信號得知腦力衰退的狀況；但是，卻會在面對外界刺激所產生的對應過程中，「察覺」到有些不對勁的地方。遺憾的是，因為大腦屬於擁有經驗性的「資訊」器官，有著長期信念系統，因此會抹殺掉這種「察覺」，認為「這是不可能的事」、「那只是一時的現象罷了」，進而輕忽。

許多人約四十五歲後，才逐漸發覺到記憶力變差的狀況，產生深刻的感受。事實上，早在十多年前的三十歲左右就已經悄然產生退化的跡象，只是未曾被注意；多年後的「記憶力衰退」，已是明顯的警示訊號。

從四大腦區，了解認知運作

大腦的新皮質是由四個腦區所構成：

（一）額葉

除了工作記憶、順序排程、暫存即時記憶以外，也與身體的對外運動和體內活動等功能控制有關。左額葉部分有個「布洛卡區」（Broca's Area），其功能

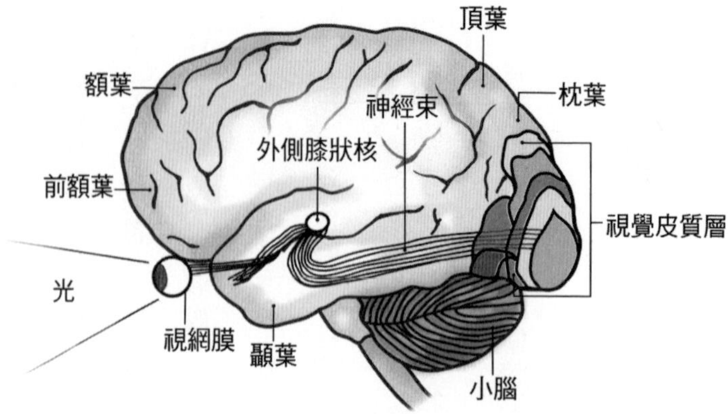

大腦新皮質的四個腦葉，以及視神經束的傳導路徑。

與語言表達有關，透過神經束和左顳葉「韋尼克區」（Wernicke's Area）的協同處理，讓人擁有說話和理解含意的能力。

額葉又分成前、後部分。前額葉負責行為、情緒的高階認知功能，像是：人際關係與社交活動的建立、人格展現等；也具有社會性活動功能，譬如：計畫、組織、選擇性注意力、問題解決、事件判斷、觀念除錯、彈性思維、活動執行等。

至於後額葉，則可區分為「運

動輔助區」與「初級運動區」。運動輔助區是腦神經系統產生動作的皮質，例如：語言的實際表達、表情展現等。初級運動區是負責修正動作的地方，隔著中央溝和頂葉的初級體覺皮質區相互對應著，且彼此之間也有對於身體對空間地理位置及感知的相似能力。

（二）頂葉

主要處理身體感覺訊息，例如：皮膚觸覺與痛覺、身體空間位置、計算能力。頂葉下方則和顳葉上方的語言與記憶處理協作區域相毗鄰。另外，枕葉也向上往頂葉方向發展出一條神經通路，專司空間處理和身體地理位置相關資訊。

（三）枕葉

主要與視覺資訊處裡有關。枕葉的演化與發達，在人類認知功能和文明發展方面相當重要。在大腦的認知資訊處理總量中，視覺系統的運作就佔了百分之八十三，皆是由枕葉所啟動。由於枕葉是人能「看」到外部世界情景的腦區，因此，若枕葉損傷嚴重，就算眼睛結構和視力完好，也會成為「盲視」狀況。

（四）顳葉

主要在處理長期記憶。其中，「顳上回」和聽覺皮質、語音記憶有關；「顳中回」的韋尼克區，專司語意和語音互譯；最下方的「顳下回」則與人際關係互動有關，主要透過一條從枕葉延伸而來的神經通路，傳輸視覺資訊，讓顳下回能夠進行臉部辨識與情緒符號的經驗性處理。整個顳葉區域，可說是長期記憶的儲存腦區。

額葉，決定腦力退化程度

額葉的健全與否，深切影響人的社會性活動，甚至也可視為腦力退化、失智或癡呆的關鍵指標腦區。一旦人的精神活動狀態出現異常，額葉是首先出現衰退與病變的腦區。額葉的退化常被錯認為是「性格」問題（脾氣變差、性格不好）；事實上，它所產生的是精神病理問題。

遺憾的是，額葉功能的問題並不容易被察覺。可能很早就開始衰退，但直到出現明顯的生理病變後，才會被注意到，在此之前早已流逝十數年到數十年不等的漫長時間。

以老人家為例，若出現以下徵狀，常被認為行為怪異，但事實上，就是額葉功能欠佳的明顯表現。

思維偏執頑固：容易產生不分青紅皂白、非理性的偏執信念，譬如過度熱中政治人物或沉迷於宗教大師等。

行為暴衝：容易突然無端暴怒，甚至產生肢體暴力。

言行不得體：在不對的場合說出不適當的言語，造成尷尬和誤解的局面。嚴重時，可能會出現穢語、輕蔑的肢體動作等行為。

不只是老人家，額葉功能問題也可能發生在青壯年族群裡，其中最典型的例子就是「車怒症」。有些人一握方向盤，就會焦慮、急躁，腦子裡不停地批評其他駕駛者、車輛、路況等等，整趟旅程中，都是邊開車邊謾罵的狀態。這就是前額葉自我監控功能衰退的必然結果。

有些人動不動就發脾氣，也是杏仁核過度活躍，再加上前額葉的理性抑止功能欠佳（皮質不發達）所造成的現象，而且年紀漸長，狀況會越嚴重。一般會說這個人有輕度的躁症傾向。

癡呆，可以避免

哲學家笛卡兒曾說：「我思故我在。」此話很適合提醒大家重視失智。作為「資訊腦」的人腦如果不能夠「思」，就等於「不存在」；就好比一台沒有安裝軟體的電腦硬體，或是軟體損毀、只能開機的電腦，只能呈現出一片漆黑的顯示器畫面。

當前對於失智症的所有認識，幾乎都從「硬體」的觀念來看待，想搶救的部分也是以硬體為主。至於主流醫學的專業訓練，也大多聚焦於硬體——也就是器官治療；如果沒有「病狀」的出現，醫師該如何「看病」呢？這些社會的現實面，在預防腦力退化，或者被我稱為「腦力健固」等方面，可說是絲毫發生不了作用。

因此，我希望透過此書，提供給有需求的人一些全然不同的視野和實踐方法，從而達到健固腦力效果，甚至能發展到「失智是可以避免」的境地。

3 正向刺激腦部

海馬迴的記憶入口叫做「齒狀迴」，若其神經元損傷速度超過增生速度，此損傷進程會持續到癡呆階段為止。因此，如果想預防失智、健固腦力，必須先了解以下三個觀念。

三觀念，掌握大腦狀態

觀念一：自幼兒期後，大腦內神經元的數量幾乎不會再增加，其後會逐漸損傷或死亡；等到八十歲後，大腦容積約略剩下百分之八十五。因此，有效的腦力健固活動可避免進一步的損傷和死亡，而且盡可能保留更多數量的神經元及其模組、建構迴路的複雜度，同時能有效地加強刺激神經元的運作效能。

觀念二：齒狀迴的神經元可增生，部分會游移到其他皮層而成為新的部分，但數量較多的神經元仍會留在原地待命，以便進行記憶刺激的處理工作。若這段過程被弱化，就可能開啟失智進程。

觀念三：組織細胞或神經元都可能「凋亡」，即生理上主動實施程序性死亡的現象。這種生理機制相當重要，有助於維護大腦與軀體的組織狀態。

基本上，整體大腦重量只佔人體重量的百分之二；但就算是呆坐著不做任何事，腦部仍會消耗掉百分之二十的能量。若想避免或延緩腦部神經元的凋亡，勢必得主動預防保健，給予大腦正向刺激。

八項初級技法，有效健固腦力

當超高齡化社會即將來臨之際，輕度失智症（ＭＣＩ）的發生可能會變得更普遍。因此，若想實施「超前部署」，需要多早開始？怎麼做？是否需因應自身與周遭環境的變化而調整？

在此章中，會先說明「健固腦力」的具體實踐方法，提供給有需求的讀者們參考。這些方法都相當容易執行，長期下來，相信有助於達到預防或延緩腦力退化的作用。

一、練唱歌，增強人造記憶

要領一：每個月練好二至三首歌曲，任何語言皆可。在選歌上，建議最好是原先不會唱或只聽過但沒唱過的曲子，效果較佳；且盡量不要選擇太深奧、難記、難唱的，能夠琅琅上口、自娛自樂最好。

要領二：要練到能夠流暢清唱的程度，不能有忘曲、忘詞等停頓狀況。清唱的意思是指不能有伴唱帶、歌詞等提示來輔助，更不能有旁人助唱。

要領三：要能夠一氣呵成、不假思索、不用想歌詞，就能輕鬆自在地唱完整首歌曲。

要領四：選擇帶有豐富情感的曲調或歌詞，在練習清唱時更能投入情感，效果更好。不必介意所選歌曲是否太過悲情，只要想像著情境，賣力地唱出感受與心聲即可。

二、吹口哨，強化心肺與腦力

要領：跟「練唱歌」的方法類似；唯一的不同，是採用吹口哨方式吟歌。在國外，就有運用吹口哨來改善氣喘的療法；因此，這個方法可增加肺部的血氧交換頻率，也可以增強腦力。

三、多走路，培養地理記憶

要領一：多外出走走，每星期至少五次，每次距離約三公里（來回一趟），而時間至少一小時至九十分鐘左右。

要領二：不妨在出門前稍微打扮、對鏡子裡的自己微笑或扮鬼臉，有助於散步過程中充滿愉悅。

要領三：準備雙肩背包，不但方便攜帶所需物品（茶水、點心等），也能減少膝關節和脊椎負擔。建議在背包內置放兩瓶裝有開水的保特瓶，適度增重，不但可鍛鍊膝蓋肌力，也能校正脊椎問題。回程時，若因疲累而感到負擔，則可視狀況減少瓶內水量，毋須勉強；此外。特別提醒，如果本身有嚴重痔瘡等症狀，則不建議採取上述的負重方式，且也不宜進行長遠路程，以免促使腹壓升高，導致病情惡化。

要領四：邊走路，邊左顧右盼，偶爾觀察行人、店家或街景，多多發掘讓自己感到新奇、好玩的人事物。

要領五：若途中有點累，可至合適地點歇息，喝些水、吃些點心。原則上不超過十分鐘，以便維持身體因運動而產生的熱能，以及愉悅的心情。

四、透過嗜好或收藏來增進思考

要領一：評估自身財務狀況，找出可負擔且有興趣的項目並開始培養，例如收藏公仔、縫製洋娃娃、製作車輛模醒等等。切記，不可超出能力範圍，以免徒增壓力。

要領二：以縫製洋娃娃為例，由於需要思考怎麼做（運用到腦）、穿針引線（運用到手和眼），這能促使三個部位的神經互動頻繁，自然而然有助於強化腦力。

要領三：進行任何嗜好時，不妨同時設想其背景故事。譬如，洋娃娃叫小紅帽，和奶奶相依為命，且曾經在森林裡碰到大野狼，所幸被獵人拯救而保住一命。

要領四：嗜好活動開始前或結束後，可嘗試寫下背景故事；長久累積成冊，就會是自己最棒的回憶。

五、寫備忘錄以檢測自我腦力

要領一：每天睡覺前，寫下隔日整天需要做和想做的事項；建議主項目不要超過三個。注意，必須按照時間順序，逐一列在紙上，就像是「備忘錄」或「待辦清單」。

要領二：隔天醒來、未起床前，依序回想前一晚所寫下的內容。先想主要項目（例如早上回診、中午採購、下午拜訪朋友等），再延伸思考細項（例如午餐吃什麼、飯後是否午休、跟朋友在哪碰面、出門前要準備什麼等等）。

要領三：建議中午可小睡十五分鐘，讓大腦短暫休息，有助於下午思路的清晰與順暢（就像電腦重新啟動機制）。須注意，若午睡太久，容易使身體進入夜間睡眠模式，就算醒來，也會呈現昏沉的狀態。

要領四：等整日活動結束後，拿出前一晚那張「備忘錄」，一一確認是否都有完成或遺漏，以檢測自身的記憶提取能力。每天持續這樣做，能幫助了解自己的腦力狀態，距離失智、癡呆等症狀的發生還有多遠。

六、定期與熟人聚會訓練表達能力

要領一：所謂「定期」是指每星期至少一次以上與他人的聚會。無論採取哪種形式（吃飯、下午茶或戶外活動等）皆可，主要目的是「溝通與互動」，以促進詞彙運用和口語表達能力的流暢。

要領二：聚會者以熟人為主，不超過兩位，比較能保持親近交流的強度。聚會結束後，可討論下次再約，有助維持關係；若要再與同批熟人見面，建議間隔至少三個星期左右，以避免失去新鮮感及雙方困擾。之後，便可逐漸建立自己的聚會群組（保持三至四組尤佳）。

要領三：聚會期間，應避免搶話，而是要適度拋出話題，同時多聆聽對方說話；此外，還可多觀察臉部表情、情緒轉換和肢體語言。善用這些，和聚會者盡可能保持「一碗湯」的距離，不會過熱、也不會太冷漠。

要領四：長期下來，退休長輩們藉由穩定的人際關係交流，刺激腦部，將有助於神經系統與精神層面健康的維護。

七、經常換牌友，透過刺激訓練腦力

要領一：一般而言，牌友大多是熟面孔。若想鍛鍊腦力，不妨多和不同牌友交流。

要領二：建議選擇麻將、橋牌等牌種，並且採定期、不定期混搭方式參與牌局，效果最佳。

要領三：應懷著享受牌局過程與欣賞牌友表現的心情，不要過度在意輸贏。若可以，盡可能著重牌友之間的言語互動，以及多思考牌局的狀況。

八、挑戰下棋比賽，增強記憶力的提取

要領一：下棋（象棋、圍棋、西洋棋等）也是鍛鍊腦力的絕佳活動。建議

加入具有比賽性質的棋類社團（棋友不固定，對於大腦來說是有效刺激），積極且定期地參與相關活動或比賽，盡量不要缺席，更能強化身心，培養下棋習慣。

要領二：平日主動關心棋類動態，同時閱讀相關書籍、觀賞棋賽影片，多吸收相關新知。最理想的學習方式，就是寫下相關心得，如此可供日後參閱及回憶。而這就是以「回顧」來增強記憶提取能力的方式。

第二章

大腦運作的科學

1 人腦系統的機制

以二十四小時為周期的生理時鐘，主要受松果體和視交叉上核神經細胞的影響。由松果體分泌的褪黑激素、視交叉上核的神經傳導訊號、腦幹的網狀體，三者相互搭配，促使體內產生睡意或甦醒訊號。

然而，老人家的松果體逐漸鈣化，褪黑激素分泌量銳減；視交叉上核神經細胞也同時老化，加上現代文明生活型態改變，充斥娛樂，三者交互影響下，容易造成晨昏顛倒、日夜不分的狀況，嚴重影響睡眠品質。

事實上，良好的睡眠品質能夠讓大腦淋巴系統做好除汙排毒工作。很多腦內的死亡細胞殘片、廢棄蛋白質與可能造成失智、癡呆症的化學物質，在充足的睡眠過程後，幾乎能排出大腦，避免長期堆累而影響。

內外壓力，影響大腦狀態

隨著年紀增長，許多人常常會感到「心有餘而力不足」；換言之，生理漸漸無法支持其執行意志。因此，若能嚴格規律自我的生活型態，就能減少上述情況的產生。

在眾多生理性窒礙方面，最擾人的就是腎上腺。這個腺體（器官）附生在腎臟上方，操控著人類日常活動的能量，其訊號是由大腦內下視丘、腦下垂體和腎上腺三者所構築的軸線所主導。這就是被稱為「下視丘—腦下垂體—腎上腺」軸（HPA軸或HTPA軸）。從最原始的物種到經過高等演化的人類，都具有這條軸線。

HPA軸受到睡眠障礙的影響程度甚鉅。其中，下視丘扮演著指揮官角色，協助腦下垂體調控甲狀腺、腎上腺、性腺等內分泌腺體。事實上，HPA軸就是一個內穩態（homeostasis），維持著體內平衡。

腎上腺主要分泌正腎上腺素（腎上腺素）和壓力激素（可體松）。正腎上腺素提供人類日常生活的動能和執行的意願；因此，大腦想像的意願就得依靠正腎上腺素的分泌濃度來執行。

任何生物只要感知到周遭任何刺激，體內馬上就會出現激素分泌的反應，而這裡指的是壓力激素。它可以召喚任何能運用的能量、資源，並且壓制體內免疫系統的正常運作，進而集中注意力，應付所有可能面臨的脅迫。由此可知，長期壓力就是造成免疫力低下與記憶力衰退的潛因。

然而，退休後，是否就沒有壓力困擾呢？其實並不是。不只有外部壓力，還有內部壓力，譬如慢性疾病造成身體上的不適，和心理認知上的影響。

進一步來看，面對外部壓力時，若中高齡者常遺漏接收訊號和反應遲鈍，主要是因為中腦的資訊過濾器（基底核）和腦幹警覺系統皆老化所致。基底核

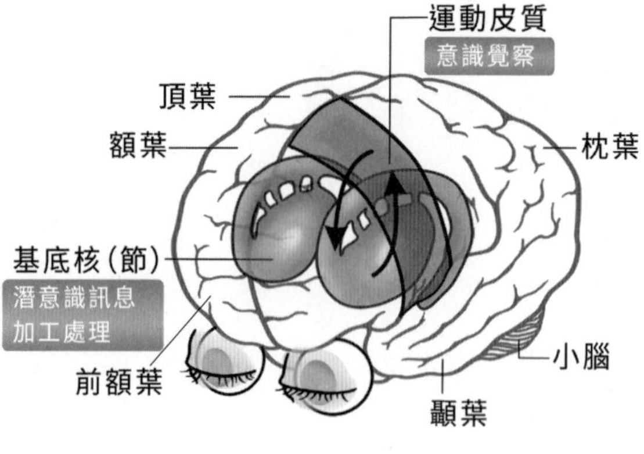

資訊過濾器與前額葉迴路的退化。

會對大腦內部任何訊號加以查核，並過濾掉不正確、不合乎現狀的部分；然而，中高齡者體內此機制會越來越不靈光，導致面臨資訊時會產生疑惑與混淆，進而「放大檢視」外在脅迫的訊息。如此，不但擴大壓力反應的範圍與強度，同時也誇大了外在行為的展現。

如果再加上控管「理性中樞」的前額葉趨於弱化或退化，就會發生暴衝行為，例如：口出惡言、針鋒相對、把善意當作居心、負面想像和過度防衛等，類似「前額葉症候群」的現象就會發生。這是失智症的重要初期徵兆之一。

這種情況也會讓腦幹的警覺中樞發生差錯。舉例來說，在失智、癡呆症患者與照料者的互動關係中，經常發現患者容易有過度警覺、不信任他人和懷疑有人正在謀財害命的想法。如果不加以防範，往後必然會顯現出更清晰的失智、癡呆相關症狀。

此外，高齡者與失智症患者或多或少會有偏執傾向（俗稱「老頑固」）或輕度強迫行為。這兩者都和大腦新皮質前額葉的理性中樞、中腦基底核的資訊過濾功能弱化有關。

別輕忽壓力激素的長期影響

「內部壓力」的刺激是經常被忽略的問題。進一步來看，可能的壓力源包括：臟器系統的功能弱化，以及系統內協調運作不彰。譬如，食欲不振、突然想大吃一頓、胃部長期不適、經常無端頭痛等。

慢性與潛在性疾病的折磨。人們很容易忽略潛在性疾病，常有症狀不明顯卻時而復發、服用藥物就能「暫時」恢復正常的狀況，例如長期腸道發炎、輕微腸躁症狀等。

心理認知謬誤。這裡指的是因信念偏差和經驗性偏見所產生的見解，可說是內部壓力的最大宗來源。常見的行為有：沒事就會煩惱這個、操心那個，甚至不管是否有關聯，還會連結到一大堆相關甚至無關的事件，以及時常嘮叨。

用來代謝壓力激素中可體松的物質，主要由被稱為「超級激素」的「脫氫異雄固酮」（DHEA）來進行。DHEA也是由腎上腺所製造的天然類固醇，是人體內最多的固醇類激素，能夠轉換出男、女性荷爾蒙等五十種以上激素。

如果壓力激素長期以高濃度狀態分泌，會殺死與記憶處理有關的海馬迴神經元，勢必導致記憶能力弱化，甚至是缺損。而長期處於高濃度壓力激素的身體，會讓DHEA的分泌量不足，更難以代謝體內壓力激素，最後將造成免疫力下降，無形中也可能提高失智的機率。

基本上，人體內DHEA的生成量會隨年齡增長而逐漸減少，平均每增加十歲，ＤＨＥＡ生成量會下降百分之二十九左右，而且男性的減少速度比女性還快得多。就高齡者的狀況而言，大約在七十五歲時，ＤＨＥＡ生成量就只剩下青春期的百分之十五到二十而已。

高齡者緩解壓力小要訣

●維持規律且適合自己年齡的運動：人體的下半身肌肉佔了全身百分之七十，如果能積極鍛鍊下半身，不但可增加一定程度的肌肉量，同時也能夠促進ＤＨＥＡ分泌。

●食用DHEA錠劑以補充DHEA濃度：建議諮詢藥師、營養師或是內科醫師，進一步了解相關資訊。

●養成紓壓的生活型態：每日定時念佛、禱告，和老天爺說說心裡話；也可做些自己有興趣的事，像是閱讀、繪畫、聽音樂，都有助於紓壓。

俗話說「人類是群體的動物」，因此，當面臨到「孤獨」、「孤單」時，難免會產生焦慮與惶恐。而這樣的感覺，可能會隨著年齡增長而更加明顯，例如：原本很熟絡的人，因為工作、環境等，似乎不知不覺地有點疏離；此外，也不太能像年輕時期般輕易地和陌生人打成一片，人際情感的建立越來越困難。

不過，比起女性（易結交姊妹淘、和子女關係較密切），當男性邁入高齡階段時，更容易發生上述情形，感到「孤單」。事實上，孤單並非壞事，但必須有所限度。

●**長期孤單者易生病**：一旦孤單太久，接收外界刺激的機率大減，不但性格方面會越來越退縮、自閉，更無法活化心智認知神經系統，自然會影響到腦力，甚至可能併發消化道、心血管系統等疾病。

●**適度孤獨增強免疫**：這裡指的是「專屬自己的空間」。無論跟親友多熱絡、有多少事情要做，不妨每星期保留半天，獨自進行任何想做的事情，例如郊區小旅行、到餐廳喝杯咖啡、隨意走走等。學會獨處，掌握生活節奏，有助於增強精神免疫力，減輕悲觀、哀傷、焦慮等等負能量。

2　談記憶力退化

提到「記憶」，就必須先了解三個發展階段的演進：大部分的腦內功能，都在人生頭三年發展完成，可說是最重要的黃金時期。

胎兒階段：「聲音」記憶

胎兒的聽覺系統，大約從第十六周開始發展；第二十八周，胎兒開始對外界聲音刺激有反應。胎兒的聽覺記憶就儲存在腦幹。因此，第一階段的記憶以「聲音」為主。

嬰兒階段：「視覺」記憶

初生嬰兒所能看清楚的距離約莫二十公分左右；三個月前的嬰兒所看到的世界都是黑白的，同時只能對二維空間（平面）的圖形有所反應。等到三個月後，就開始對顏色有較佳的反應。

嬰兒滿十四周起，擁有更好的視覺能力，會注意物體構造和深度，還有人的樣貌。這個階段的嬰兒，開始擁有圖像記憶，漸漸學會辨別，並且會「想」要記住它。

兒童階段：「識字」記憶

邁入兒童階段，開始進行語音形象化的文字學習，逐漸取代先前以圖像記憶為主的課程內容，同時搭配口語來進行思考。

從此階段後，經歷集體性的制式教育（比如教育部的課綱），也改變了大腦思維方式與原創力。事實上，當人腦被某種「模式」長期訓練後，心智認知神經迴路也會被形塑成為單一化的狀態。由某個角度而言，這也算是一種洗腦過程。

換句話說，你很可能已經無法使用母語進行思考；因為在接受教育後，轉變成用「國語」等相關文字符號來運作的思維模式。發展至此，大腦的記憶庫存方式如下：少部分圖像，大部分以符號（文字）和符碼（聲音）兩者結合後儲存。

成長階段：「抽象符號」記憶

人類在受到制式的教育訓練後，大腦資料庫所使用的記憶單元，已經是形與音的結合體。開始學習和訓練後，就能夠知道某些抽象符號（如：一、二、三、四，或是＋、－、×、÷、$、¥等）所代表的意涵。換句話說，人腦開始會以形而上的方式思考，討論實質空間所發生或觀察到的事項。

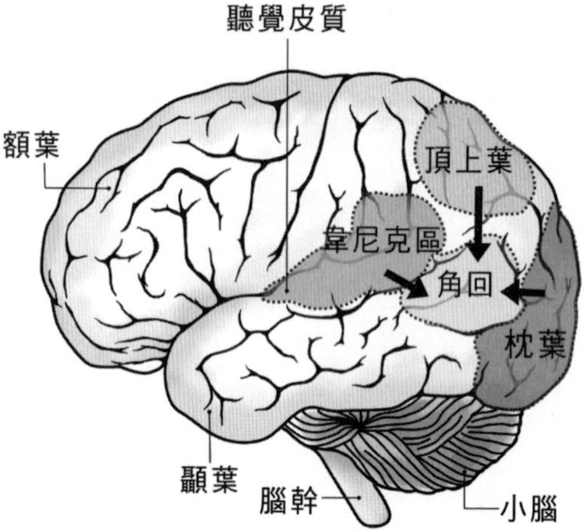

使用「抽象符號」時轉譯的相關腦區。

思維越複雜，失智機率越低

經歷過四個階段發展的人腦，不僅僅能夠運用符號與其意義，也可透過形而上的思維模式推理未來可能的事項。並且利用這種推理能力來解決問題。

因此，人腦會發展成關聯性思維模式來進行思考運作，同時也把記憶庫存的形式轉變成以關聯性組合為主的小模組。然後，這些無數自行組織所形成的神經模組，會以目標性（主題／標題）

方式來建構成眾多的微迴路；接下來，以相關或領域的方式再連結成為心智認知神經迴路。

如此看來，要形成失智狀態就不是很容易的事。就心智認知神經迴路來看，雖然善忘的人腦會不斷地丟失資料，卻也會隨著外部社會性刺激的豐富程度，就像補破網一樣地加以修補與整理。在有生之年，人腦會盡忠職守地守護、維持正常的運作，就算是已經失智，也會以最低能量與渾沌的方式運作著。

基本上，失智、癡呆症的發生，就是自下而上的狀況，即由基層心智認知小模組的損毀，不斷擴大面積，最終形成不可逆轉的局面。

大腦是一個由心智認知神經迴路組成網絡，所建構而成的資訊有機體，因此，當人們對某一個記憶庫存被提取而有所反應時，同一時間的大腦，也會提取出任何相關的記憶資料，來加以比對與篩選。由此可知，人類的教育訓練程度越高、思維方式越複雜，能夠提取的記憶庫存量也越多，牽涉的範圍也更為廣泛。所以，若所受的教育程度越高、時間越長，通常越能夠減少罹患失智、癡呆的風險。

語言衰退是失智的明顯特徵

經由前面所述的四個記憶發展時期，可歸納出人類的基本三個記憶形式：圖像、語言、文字。

人一生中「最多話」的兩個時期，一個是在幼兒學習語言的階段，另一個是在更年期後。後者的特性有：容易罵東罵西、挑三嫌四，嘮叨不停；如果再加上經常性暴怒及語言暴力（髒話、脅迫性內容）等，幾乎代表已經有前額葉明顯退化的病徵，甚至可能有發展成失智、癡呆症的傾向。

無論是那一類別的失智、癡呆症，語言記憶使用衰退的狀況，通常是第二道明顯病徵。舉例來說，年齡逐漸增長後，所能夠使用的詞彙會越來越少，而且可運用的成語或專業術語也越來越不精準，在在顯示語言記憶的詞庫與提取能力日漸惡化。

從主流醫學的解剖學觀點切入，認為失智、癡呆疾症都是因為物理結構的損傷而引發，例如：血管損傷、路易氏體（Lewy-Bodies）病變、酗酒過度、微血管阻塞引發的腦中風等等。然而，這樣的觀點卻可能忽略其他抽象性的徵兆，原因在於：一則不會呈現出失智、癡呆症的明顯病徵，二則短期內也看不出會充分影響日常生活運作的跡象；因此便容易被忽視而掉以輕心。最常見的狀況是：一旦真的確診，本人與家屬都不會輕易接受此診斷結果，更會百般否認：「不用擔心，你只是老了容易忘東忘西，你不會失智的。」

基本上，如果失智症會發生，必然也是反向地從文字記憶率先退化而起，再侵襲到語言記憶，最終則止於圖像記憶。

無論是文字或是語言記憶，在心智認知的神經系統上，都是架構在原始圖像記憶之上。畢竟，圖像記憶型式的符號元認知組件，是生物性基礎的結構。

五年，「保腦」關鍵期

「記憶能力弱化」是失智症起始的病徵。通常是因為自覺到記憶力變差而影響到生活，至相關醫療專科門診時，才了解到所謂失智、癡呆症的初步知識訊息。

然而，這些透過專科醫師所獲得的知識，和經過確診後驚恐地去網路搜尋而取得的資訊，兩者整合後，還是難以讓患者理解如何對付極輕度失智症的預後及保健，以及符合預期的明顯療癒效果。

接下來，讓我們先透過腦科學的方式來了解。若使用核子醫學掃描儀器檢查，可以發覺到海馬迴體積會隨著年齡增長而萎縮。不過，這並不會嚴重影響功能，除非體積已經嚴重萎縮到了呈現出病理現象。

實際上，唯一會分化增生的海馬迴的齒狀迴，是記憶力的入口，它會將新生部分神經元遷徙到其他腦區，以補充已經凋亡的神經元數量。齒迴神經元的

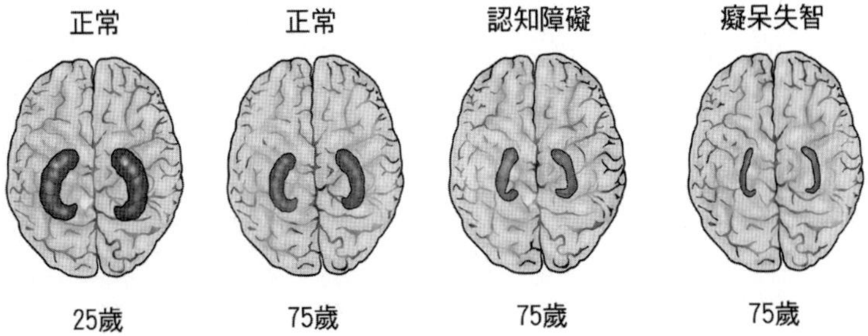

隨著年齡增長而產生的海馬迴體積變化。

增生，和生長因子、良好睡眠品質，有著極密切的關係。

人的海馬迴百分之七十已進化到「文明腦」的狀態；心智認知性的學習過程，最容易刺激齒狀迴的神經元增生能力。齒狀迴的神經元增生功能，並不會因為年齡的增長而有所減弱。這個實證讓腦力健固和預防失智、癡呆症措施的實際運用上，有了堅實依據與執行重點。

總之，心智認知型的學習，是強化記憶功能與避免失智症的強力工具。輕度失智症患者，很容易在五年後發展成為確診的初期失智症患者；因此，這「五年」期間，就是重要的保腦關鍵期。

影響海馬迴功能弱化的因素

心智認知功能弱化的生活因素，可分為身體性的與精神性的原因。針對身體的預防，應該由全身血管環境的保養、正確且豐富的營養素補給——是否都能夠做到修補組織細胞的層次而開始；此外，還要注意減少血管發炎的機會，以及防止自由基蠢動的傷害。

至於精神層面，與心智認知型的學習有關。人只要是一退休、與社會逐漸失去連結，生活周遭的外部環境刺激便不再有豐富性，加上自身的預防保健察覺能力又差、又沒有做出相關的預防行為，種種因素下，都促使失智、癡呆症的罹患機率偏高。

另外還有一個要因，就是身體上與精神上的雙重侵襲，再加上高壓生活型態與個人壓力適應性的三重影響，造成海馬迴的功能衰退。

舉例來說，考試前臨時抱佛腳，通常會有不錯的記憶效果；但是，考完試後的記憶庫存能力絕大多數都很差。原因是在恐懼與對應驅力（應付考試的動能）的刺激下，壓力激素與動能的正腎上腺素分泌量都飆高；因此，腦袋運轉特別迅速和靈活。然而，考試完後的大腦需要有個舒緩的自我保護機制，就會把急就章的記憶資料加以分類與刪除。

記憶與情緒定義的連結關係非常密切。因此，預期考試結果會和恐懼心理相互掛勾，呈現出記憶力的超常表現。這種情境最容易發生在災難現場，事情發生後，目擊者都會指證歷歷，好似他們記憶回演就是當下正在發生的狀況；然而，事後再比對其結果，全然不是那麼一回事。

低壓力環境能增強記憶力

回到前面考試的例子。除非在考完試後又進行復習，使得大腦內沒有出現因高濃度壓力激素影響而造成的誤判，才會認真地把重要且必要的資料存進長期記憶的庫存腦區。因此，想要記得住又要記得久，就是要在沒有高度壓力的學習情境中反覆地溫習。

長期的壓力生活型態，對於失智症的發生有著長遠影響。青壯年族群正好處於複雜的現實社會情境裡，有人生規畫的方向、財務負擔、情感糾葛等等，其生活壓力相當沉重。以此來理解罹患失智症的年齡初發在青壯年齡層時，就一點也不意外。

高度壓力是現代社會的產物，無法運用一般的醫療方式來解決。因為壓力的產生有著深層的人生背景，是需要被「治療」的；更重要的是，單靠著「吃藥」無法解決。你也可以把壓力侵襲的對應失靈現象稱為「壓力不耐症」或「壓力應對失調症候群」等醫學名詞。

來談談長期記憶方面。位於顳葉內側的海馬迴，對於長期記憶的保存有其重要性，因此，如果未獲得大腦主動「肯定」而轉存成為長期保存的過程，任何外部的刺激也是枉然，猶如「船過水無痕」。基本上，有人生意義或富含情感、情緒的事件，才會被大腦主動「肯定」，而轉存為長期的庫存資料。

近幾年的研究顯示，長期記憶的儲存，不是僅被局限於顳葉，像是小腦就負責主控程序記憶的資料，參與了新技能學習過程時的記憶儲存。舉例來說，有些老師傅會忘記如何修理機車或一時間無法想起慣用機具的使用步驟，主因就來自小腦功能的衰退。

高功能型大腦使用者，罹患失智風險較低

一般來說，教育程度高、或是長期在職場從事決策、計畫、設計等領域，有運用到全腦活動的人，被歸類於「大腦高功能型」，譬如教授、醫師、建築師、創意設計，藝術家、音樂家等。另外，像是農人、工人、家庭主婦等等，則被歸類於「大腦中階功能型」。

理論上，高功能型者發生失智、癡呆症的時間點會較晚；不過，若大腦內曾發生小損傷，但因補償效應而沒有外顯病徵，再加上日常生活型態的影響，則可能增高罹患的風險。舉例來說，身材肥胖的教授、在中年後沒執行適合其

年齡的運動的醫師等，就有失智的風險。雖說這兩種類型的初發年齡可能不一樣，但兩者的結果殊途同歸。

人腦中高功能神經網絡系統中的認知計算系統，是影響文明發展的重要成果。這個演化成果表現在三個重要的新皮質腦區，更是影響著失智、癡呆症進程發展的深層要素。

第一個常被忽略的是「頂葉」，位置在大腦頭頂中線（中央溝）後方，下面連接著「枕葉」，其為構成人類「視覺腦」的最重要部位。這個腦區是大腦背側「哪裡」（where）神經迴路的要道，主要功能是感知身體的空間地理位置和計算能力。

以此身體空間地理位置的功能為主軸，接受由聽覺、視覺所收到的外部資訊刺激；進而藉此來釐清自身本體位置的感知，與外部周遭相對應的距離及其四維空間的關係。如此能讓人在「當下感覺」與「下一步要怎麼行走」兩者間，做出事前評估、預測；然後，再與前額葉的邏輯和決策功能協同運作，才導出結果，展開身體的活動。

透過「心算」察覺大腦狀態

一般來說，好發於高齡者的跌倒或碰撞等狀況，在主流醫學診斷下，通常會認為是前庭平衡系統退化或身體下半部肌力不足以支撐瞬間變化等原因，才導致高齡者失去平衡而發生事故；然而，從大腦科學觀點切入，可推測出三項可能性：

可能性一：頂葉的弱化或衰退，無法準確地調整身體自身的正確位置，因而在和周遭物件對應時計算失誤發生衝突，才頓失平衡的校準而跌跤。

可能性二：由統管視覺刺激訊號的枕葉傳輸訊息到頂葉的過程中，必須經過大腦背側「哪裡」神經迴路，而發生事故是因為傳輸速度上產生問題所致。因滯延而使頂葉評估身體空間地理位置時，無法與感知在正確時間內取得一致的匹配，進而失去校準身體空間地理位置的機會。

可能性三：頂葉皮質與數學能力有關。右側頂葉能夠處理基本數量計算（宏觀粗估），左側頂葉與加減計算有關（微觀精算）。因此，在失智、癡呆症專科門診中，也會運用「由一〇〇向下遞減七」的數學計算方式，檢測失智症病程的嚴重程度。這個方式是可以檢測到頂葉的計算能力，和前額葉的工作記憶（暫存的短期記憶）損害程度。

高階的「自療」方式，可以「由一〇〇開始減七後得到九十三，再從九十三減七後得到八十六，再減七得到……」依次遞減計算；只能心算，但需記下任何一筆結果；直到算不下去且腦袋開始混亂時，就可以停止。接著，再用計算機核算每一筆結果是否正確，或在哪一階段開始出現錯誤。每一次重新進行此檢測，都必須由一〇〇開始減起，不能夠由錯誤發生處來做銜接的訓練。

外部訊號接收與內部資訊運作

頂葉下方連接著人類「視覺腦」的枕葉。枕葉由很多的皮質所構成，專職處理視覺刺激，尤其第一個皮質層（V_1）是人們「可」看到外部整體世界的黑白底片。如果損傷，人就無法拼湊出畫面。

枕葉和失智、癡呆症的發生，有極為重大的關聯，但這不是失智專科醫學所關注的。不過，若想做到預防措施，就需要費神了解這個腦區的重點功能，因為此腦區極有可能是對於失智、癡呆症的預後、病程延緩和自我療癒等產生關鍵性對應的入口。

以枕葉為起點，有兩條重要的心智認知神經迴路；透過背／腹側的視覺神經路徑，把外部資訊的刺激，經由兩條通路，通往頂葉與顳葉。

除了聽覺的刺激以外，人腦對周遭環境的理解與對應，就是透過這兩條資訊傳輸通路而獲得。因此我們可以想像：當這兩條通路的資訊傳輸不順暢或零

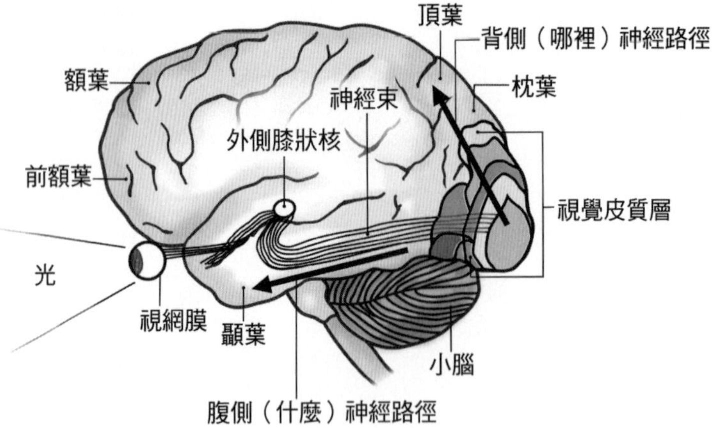

枕葉的背／腹側視覺神經路徑。

零落落時，就會露出失智、癡呆症的病徵。更何況，它們還包覆著跟失智症至關重要的「自我意識」皮質區域呢！

向上傳輸的「哪裡」背側神經路徑，提供給身體地理位置、朝向方位、縱深空間和視野所看到的外部景象資訊。當訊息傳輸到頂葉後，再傳遞資訊給額葉後方的運動皮質，身體就會下達活動指令。

而向下傳輸的「什麼」（what）腹側神經路徑，讓人類具有臉部與物件的辨識能力。在人類社交互動時，臉部辨識能力有助於掌握彼此的表情、情緒以及可能隱藏在內心的訊息。

臉部記憶與物件辨識的功能，是人類在文明發達的群居生活上不可或缺的重要能力。若這條路徑的功能弱化與損傷，將直接影響人們情感的傳達，也會在生活行動上造成許多障礙。

至於高齡者普遍的「冷漠」態度，就是一種「面對別人臉部所呈現的訊號時，無法區分其善惡之意和情感程度，進而選擇採取距離性的自我防衛態度」。另外一種情況，則是失去了關於旁人臉部記憶的保存資料，而產生陌生感，導致無法即時對應。舉例來說，嚴重的癡呆症患者連自己最親近的伴侶與子女都無法認得。

「什麼」腹側神經路徑的另一個功能是物件辨識能力。這需要從長期記憶庫中，提取出物件的相關形體、名稱與用途等資訊，再和現實看到的物件加以匹配後，才能夠採取決策和行動。因此，若發生「把蓮霧當青椒煮來吃」的狀況，就是這個人不但損傷了形體的辨識能力，同時也失去尋找相關用途資料的連結能力。

同情心低落，與大腦損傷有關

人類是具有「情感」的生物；沒有情感的記憶，也就沒有人生的意義。就「情感」而言，可說是大腦新皮質高度發達的結果，擴張的情感意義會產生「同理心」與「同情心」；至於情感的產生，與前額葉的腹內側皮質、前扣帶回有著緊密的關係。

在整個情緒、情感中樞路徑裡，「前額葉」是很重要的節點。此路徑包括前額葉的背外側、腹內側和眼眶等額葉皮質，而這些皮質個別發揮著不同的情緒作用。

「額葉症候群」指的是前額葉的疾病，俗稱「老人症頭」。如果這裡損傷，會造成人格改變和行為異常。進一步來看，若前額葉的腹內側皮質和緊連的前扣帶回（主司情感）受到嚴重損傷，會導致額葉失智症，初期症狀包括情感表

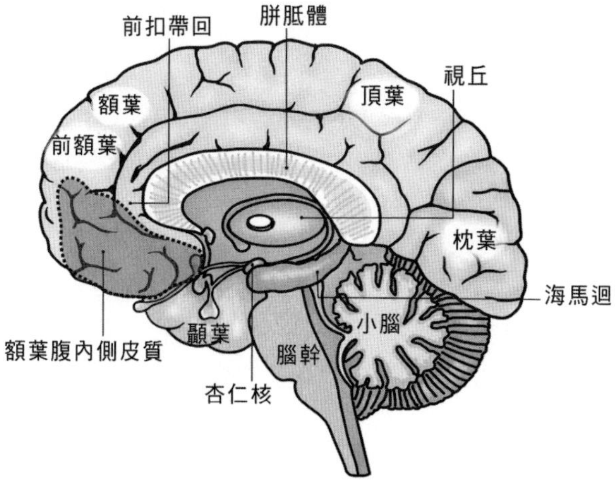

達上的異常，譬如自控能力差、坐立不安、欣快症狀、抑鬱、情感淡漠、人際關係連結脆弱等。

欣快症狀，指的是感情呈現出一種幾近病態性的高漲，患者可能會心情特別愉快、高興異常連連、無憂無慮無牽掛，不在意他人眼光，或是會在公眾場合高談闊論，對任何事情漠不關心、滿不在乎，還會有脫序行為產生。舉例來說，在超商裡偷竊、偷聞他者的換洗內褲、亂吻異性頭髮、隨意地觸碰他人等。這種患者幾乎失去了注意力和警覺性。「欣快症狀」

通常會與失智、癡呆症同時出現。

另外，還有一種被稱為「詼諧性欣快症狀」，就跟記憶力明顯退化一樣，通常在極輕度失智症發生的初期，就會出現。詼諧性欣快症狀會伴隨輕度興奮、調皮行為，患者常常以開玩笑的口氣回答應該嚴肅回應的問題。

從旁人的角度來看，通常會以愛搞笑、說話不得體、常常失言、行為舉止不節制、過度樂觀等評判性字語來對待欣快症患者，也不太愛理會他、或和他有持續的互動接觸，更不可能把具有此症狀的人，推想為輕度失智症的患者。

常見的額顳葉失智症

「額顳葉失智症」是最常見的退化型失智症，約佔百分之五至十。這個疾病所損傷的腦區為額葉，主司工作記憶、判斷力、排序力與策畫能力，幾乎與現代人類生活能力有關；還有顳葉，則與長期記憶、臉部與物件辨識、語言溝通有關。由此可想而知，罹患此症者會發生早期人格變化、不合常理的行為

（譬如該安靜時卻一直講話）、語言表達不流暢，或者一直重複某些動作（有強迫症傾向）。

額葉的發展，約近三十歲時才完成，是最晚發展完畢的皮質。其特點有二：第一，過三十歲後，開始弱化；四十歲後，人類會自覺到退化癥狀，像是即時記憶力和注意力變得不易聚焦且消散迅速，需要費力重新凝聚才行。第二，人腦尚處於演化發展的狀態，額葉更是如此。因此，在解剖學定義上，有些人的額葉已經發育完整；遺憾的是，偏偏有些額葉是已發育卻不見得功能發達（半套式發育）。

當人腦處於「新鮮」（二十到二十五歲）時期，精神狀態是完整的。過了這個階段，額葉功能的主控優勢，會逐漸被自主神經系統和內分泌激素的變化所影響，越來越不容易制約本身的性格。

此時會發覺，身旁熟人的脾氣明顯改變——原本很理性、冷靜，後來情緒性表現越來越多：被稱為好脾氣的人，常常無端發飆；原本話不多的人，越來越嘮叨；個性開朗、熱情的人，越來越陰冷、漠然。總之，額葉的變化，會呈現在性格改變方面。

再看看負責記憶處理的海馬迴、情緒與疼痛中樞的杏仁核等邊緣系統，全都緊靠著顳葉；顳葉又經過上面的扣帶回，與前額葉連通；這整個的神經傳導路徑，構築了人類情感與記憶的神經迴路網絡。嚴重失智、癡呆的阿茲海默症（佔比約百分之五十），就是由額顳葉失智症開始，一路惡化而來。

雖然病理解剖學領域不會完全認同此觀點，但從心智認知神經學角度來看，失智症病程的發展卻是如此。這就是本書把從失智到癡呆的病程，以失智、癡呆症的名稱來彰顯其惡化程度與可預防的具體範圍。一旦發展到癡呆（阿茲海默症），代表已經沒有回頭路。

左右腦差異性的影響

人腦的左右半球，並非呈現出均勻對稱的狀態；而且無論男或女，左右腦

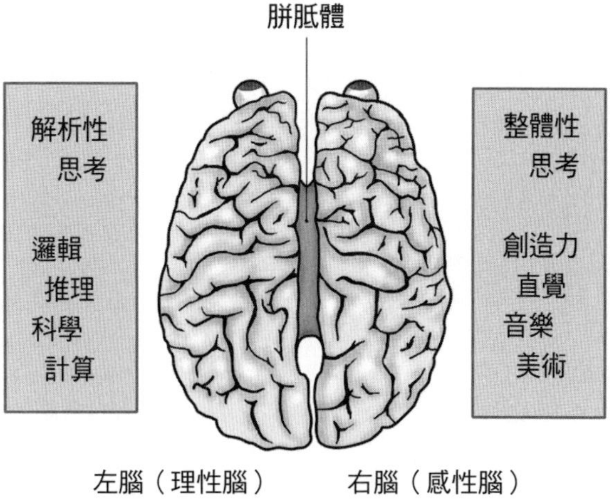

人腦左右半球的功能側化。

皆存在明顯差異。就解剖學來說，女性的左腦稍微大一些，男性則是右腦稍稍大一些；至於聯繫兩邊的「胼胝體」，女性的體積約大於男性的百分之三十，其神經束密度更密集、結實。

左、右腦半球功能不同的狀況，經常被稱作為「腦功能側化」（Brain Lateralization），或是大腦功能的「不對稱性」（asymmetry），例如某些功能側重在左腦，而有些則側重在右腦。這種特殊的半腦專司分工，也對每個人行為與生涯成就範疇上造成差異。

統計顯示，左腦優勢者佔了約百分之九十五的人口，可見得人類社會是左腦主控、右手為主慣用手的環境；同時，人類的語言表達與理解，主要是由左腦所支配，這也是左腦被稱為「社會腦」的原因；此時，右腦就會變成「從屬腦」。剩下約百分之五的人口，剛好左右腦主控對調，他們的左手為慣用手，且少部分的語言表達與理解是以右腦來主導。

以解剖學觀念為基礎的醫學主流觀念中，甚少觸及以下問題：失智、癡呆症罹患者的發病，是率先源自大腦的哪一個半球？或是雙邊半球同時發病？對於家屬來說，也很難從專科主治醫師得到明確的答案。

以下是在美國發生的個案，有助於了解失智症與左右腦的關係，相信能提供作為腦力健固的預防參考。

因失智症而新生的畫家

加州有一位婦女，因自覺到有失智的可能，去了加州大學舊金山分校的記憶與老年中心接受診斷。主診的神經科臨床主任診斷出她罹患了額顳葉失智症。

醫師在該位女士身上看到一些明顯的改變，也發現到她的創造力在大幅提升。醫師感嘆道：「她的社交與語言的能力喪失越多，她的藝術創作表現就越顯得奔放、自由！」

這名醫師萬萬沒有想到，這個因為罹患失智症而造成大腦功能戲劇性轉變的病例、一個因為神經元凋亡而造成心智認知功能缺失的人腦，竟能被誘發出繪畫的創造潛能。

左額顳葉是當今社會生活方式的主控腦區，而演化出語言區的位置就坐落在左腦。在這樣的情況下，以左腦的額葉來進行社交行為，也是順理成章。因此，若罹患額顳葉失智症，主要被破壞的部分，大多數為左腦的額葉與顳葉。

左右腦的主控狀態

額顳葉失智症的初發症狀，被稱為「前額葉症候群」，會頻繁地出現不良性健忘症狀，即額葉工作／暫存記憶、海馬迴記憶提存、顳葉長期記憶庫存等機能已弱化。

有個「半腦優勢搶位」原理，與補償作用的概念有些不同。人的雙半腦有競合狀態，通常左腦會取得主控地位，所以百分之九十五的人們使用右手執行動作。不過，其他部分人們的右腦並不服輸，因而就取得右腦為主控的地位（即左撇子）。

上述的病例的真實情況是：該名女士的左腦主控地位因病情而逐步喪失，這個時候，被壓抑的「從屬腦」右腦功能終於可以「奪權篡位」，促使右腦原有的功能被釋放出來，讓繪畫和創造力有可發揮能力的機會。

試想一下，如果專注在利用右腦側化的功能，施行失智症的自我復健（作為強化右腦主控的「自信心」），那在延緩失智到癡呆的病程發展上，會否可能產生功效呢？

另外，實驗證明，左腦負責聚斂性思考，右腦負責擴散性思考。左腦檢視的是細節，並採用邏輯與分析方式來加以處理，因此，有人把左腦定義為「理性腦」，其缺乏決斷性與抽象性的連結，所以也是「微觀的腦」。

右腦則被定義為「感性腦」，正好說明右腦較富有想像力，多靠直覺判斷，傾向整體性思考，擅長把資訊片段整合成一體。因此，右腦是「宏觀的腦」，同時跟藝術、靈性、原創力的高階心智認知活動有關。

因此對於大腦「競合關係」與「優勢搶位」的概念，雖然可從「功能代償性」來理解，但也可由「人腦對立性」的功能相互牽扯情況，來了解上述病例的含意。

兩個檢查步驟，掌握腦部功能狀態

如何得知左腦或右腦的失智程度較嚴重呢？通常可從下列幾個角度來了解。

（一）先做一次腦部血流／代謝掃描

若有經過主治醫師的允許，可讓患者先做一次腦部血流／代謝掃描檢查，或是採用比較先進且昂貴的正子掃描進行診斷。這兩種方式可以提供患者大腦的３Ｄ立體醫學影像，有助於更清楚掌握大腦可能失智的區域，以確定認知性功能的損傷程度，和可以進行下一階段的治療內容。

（二）須先判別不同腦區的認知性損傷實況

做完前一步的大腦掃描檢查圖（範例見左圖），可以看得出右腦前額葉的血流量比左腦多，顯示這位患者的左腦失智程度比較嚴重；如果再比對左腦血

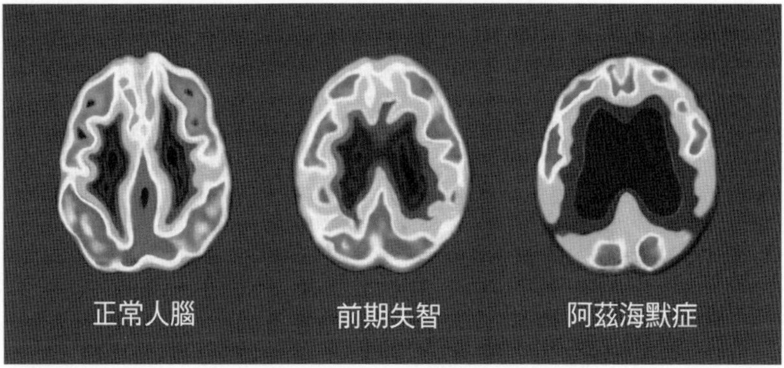

經過掃描檢查後，呈現的人腦同位素葡萄糖代謝狀況。

流量的代謝狀況與左腦側化後所專司的功能，就會充分了解到此位患者的社會性活動狀態，實際上已有明顯的損傷與障礙。

進一步來看，圖中的左前額葉（控制、理性行為）血流量代謝偏低，因此，這位患者的日常生活行為展現，可能會出現暴怒、敵意、多疑、嘴雜、說出不合理或不適當的言語（前額葉症候群）。

再往腦部下方觀察，發現其左顳葉的血流量代謝也很低，顯示患者的長期記憶和語言行為有問題；在病徵表現上，可能出現無法把大多數當下記憶轉換成長期記憶的狀況，例如：對於最近兩、三天的事情往往毫無印象。

另外，位在顳葉下方的顳下回後端與枕葉銜接處的腦區，具備了臉部記憶與辨識的功能。掃描圖中的此區塊血流量代謝太低，顯示出患者對熟面孔可能感到陌生、混淆的狀態，甚至還可能忘記對方是誰。因此，如果患者對於熟人的辨認度低於六成或是更低，則顯示失智程度嚴重，還可能會引起恐慌與社會性障礙。

想預防失智？從兒童期開始

或許「三十歲」並非預防失智症的最合適起始階段，應該要提早到「三歲」以前——此時為神經元突觸修剪期的關鍵時間；又或至少在海馬迴神經元停止生成的十二至十三歲以前，若能夠受到豐富的心智認知性刺激（早期教育就是方法之一），也可能會成為未來是否降低罹病的關鍵之一。

突觸修剪期之後，能夠保留越高密度的神經元突觸連節者，越有利於未來建立神經模組和心智認知神經迴路的密度。

從解剖學角度切入，身體內個別器官幾乎各自獨立、涇渭分明，易以肉眼區辨「這是什麼」，且功能方面是各司其責、相互合作，以運行整體機能。至於人腦，其特性不太像上述的器官。

解剖學的出現，讓醫學界產生信念與思維的變化，形成只聚焦於個別組織器官的研究，漸漸地失去對整體醫療的重視；同時，也形成專科上的分類，進而降低整合治療的機會。

在當今以投藥為主軸的環境中，失智、癡呆症可說是沒有藥物可以治癒的，同時也沒有具備長期減緩症狀的方法。極大部分原因來自於前述的傳統主流醫學信念，以及缺乏相關教育和訓練，所造成的偏差與障礙。

對大多數醫師來說，仍只把大腦當作一個器官來看待；相關的專科醫師，實際上也不是很清楚意識在人腦發揮的作用。之所以如此，是因為對醫師而言，現實的診療過程中，不太有面臨到上述問題的需求。

但是，「意識」在進行失智、癡呆症的預防措施方面，卻是至關重要的基礎概念。

讓我們能夠理解語言意思的韋尼克區位於左腦，且處理聲音的皮質也是位於左腦顳上回後上方；這個皮質除了能轉換耳朵傳來的訊號，同時經過韋尼克區標示此訊號的意義後，就會儲存在負責長期記憶的顳葉。這整段過程，也能提供確診失智的依據。

如果聲音的訊號無法正確地讓韋尼克區執行作用，即不能轉譯為對外部世界的理解，就可能表現出「聽不清楚別人說什麼」的狀況，更可能「無法理解別人說話的真正意義和表述內容」。

上面的描述，就很常發生在輕度失智症患者的身上，其特徵為：面無表情、詞不達意、雞同鴨講，而且容易與周遭人產生言語衝突，進而形成社交焦慮與障礙。對輕度失智症患者來說，走出自己的世界、進入人群，是件何等痛苦的事。

因此，就預防來說，若想做得更到位，不妨參考以下方法：至少從二十到三十歲開始，進行「儲存腦本」的動作，長期下來，將有助於降低失智的風險。

針對輕度失智症患者的復健

在第一章第三篇的內文中，曾經提到「清唱」有預防腦力退化的作用。不只如此，清唱對左右腦的輕度失智，也具有復健的功能。這裡的清唱是指在沒有任何提示的情況下，可以很自然地唱完一曲，並且一日唱數次。此種自療方法的好處是：

- 強化海馬迴的記憶牢固與提取後的再現能力。
- 強化語言、運動皮質、邏輯思考等腦區的協同作業順暢程度。
- 節奏和程序記憶的搭配、協調，以增強左腦皮質和小腦記憶運作的完整連繫。

●豐富大腦的情感中樞，幫助能與旁人、家人的互動。

從清唱這樣的方法來看，若是針對左腦損傷者，選擇節奏輕快、爽朗的歌曲為佳；對於右腦損傷者，則以情感豐富、節奏較慢的曲子為宜。執行上，也可以搭配阿哥哥、靈魂舞等這些過去曾流行、節奏稍快的舞步進行，以促使小腦做出與記憶提取，讓身體動作與心智認知活動能同時發揮。

視覺藝術可有效刺激大腦

人腦的情緒中樞以左腦為首，理性與邏輯、推理、分析也在左腦，所謂左腦是「理性腦」的原因在此；而左腦的前額葉也是抑制行為暴衝的腦區，同時也是被稱為「社會腦」的理由。這裡就是所謂「ＳＱ」（社交智商）的產生地。一旦人類退出社會後，容易因為缺乏對左腦的刺激，使得左腦的弱化與衰退更加快速。

至於右腦，通常只是個備位角色，除非從事藝術創作、創新設計、靈性探索、學術鑽研和發明、高階宏觀決策等工作的人們，才可能給予右腦較多刺激與主控權。不過，「情感」的深層運作是右腦的高階功能。曾有研究者把右腦直接稱為「憂傷的腦」，因為右腦和圖像、創造力有關。右腦具有憤世嫉俗、不服現狀和特立獨行的特質，簡言之，右腦有種特異獨行的性格。因此，許多高造詣的藝術家、音樂家、科學家、數學家、發明家，右腦大都比較發達。

在視覺藝術的創作過程中，手部動作與工作記憶的配合，能把大腦內所湧現的創作靈感化成實際行動。其中，「手」在人腦皮質所佔的面積相當大。下圖是依據知名加拿大神經外科醫師懷爾德・潘菲爾德（Wilder Penfield）以及心理學家赫伯特・傑斯伯（Herbert Jasper）兩位對人腦新皮質研究數據的估比，所繪製的示意圖。

在心智健康的維護、失智症的預防上，「美術創作」和「圖像故事撰寫」兩項方法，能帶來不錯的治療效果。人類文明能夠走到今天的發達地步，主因

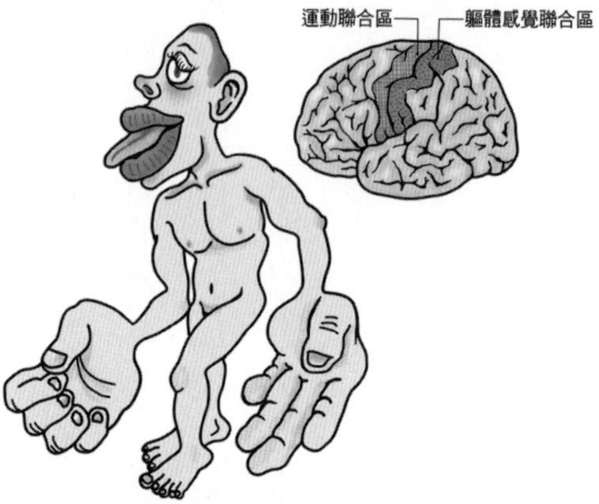

人腦的運動與身體感覺聯合區，各自的皮質比例示意圖。

在於人腦特別發達，其所具有的獨特能力是：好奇心、推理與邏輯能力、創造力。而右腦新皮層，正是展望（Next）與創造能力的關鍵區域。同屬靈長類的動物也約略具有此能力，但在專注力強度和長度上都遠不及於人類。

而一種能力是否能夠持續進行，並且留下施作之後的記憶，就需要當下的專注力長度和強度兩者配合，才會讓此能力進入腦的長期記憶庫存中。因此，記憶力退化的初始明顯特徵就是專注力無法集中，例如常常失神的人很難記得住資訊。同樣地，失智症患者也會有專注力發散與不足的狀況。

進化後，人腦的心智認知自我需求

精神分析學派鼻祖佛洛依德（Sigmund Freud）提出的「人格理論」中，把人的意識層面分成三個：意識、前意識和潛意識。為了探討預防失智、癡呆症的可能性，以下把佛洛依德的意識三層面，和科學家的皮質神經元分布密度研究結果，再結合人腦的演化，整合成下頁圖片：

從圖中可以了解到，所謂「人」的「意識」，只有佔到整個意識中百分之五而已，意指人能接受到人腦由下而上的意識非常少。這麼多的大腦內部資訊，人們竟然仍是接近一無所知的地步，也難怪腦是自動運作，且人腦如果不告訴「人」，「人」更不會知道。俗話說「懵懵懂懂的過日子」，此話真切地形容了人生的本質。百分之七十的運作都由潛意識自行專斷處理，不用人的意識層面來操心。

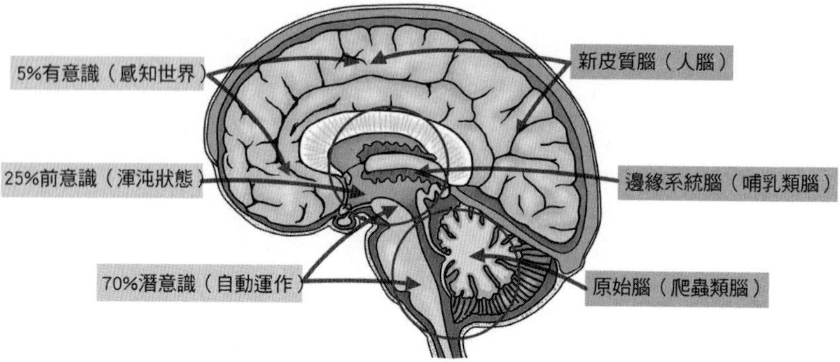

人腦的演化、結構和意識三層面關係。

當人腦自覺需要「你」知道時，就會浮出意識層面讓你知道，但這些資訊都是粗略的概念，會在百分之二十五的前意識混沌狀態中遊蕩著，必須等到上腦前額葉與下腦基底節的雙向溝通後取得共識，人的意識層面才會感知到這個共識資訊。

前額葉就是用「意識」，來對應湧上來的內部資訊，再加上「人」的意見。這一條反饋迴路正是「人」和自己相互溝通的神經傳輸系統。此概念對於預防失智、癡呆症的發生和預後，有著重要的啟示。

上圖中，演化上最新皮質的前額葉一旦退化或是弱化，「人」就會向下降階為「邊緣系統的腦」（哺乳類腦），主控人的日常生活。

先不要管什麼腦室擴大、腦容積萎縮或是局部腦區的損傷，單單這種人腦向下降階的過程，失智、癡呆症的病徵必然一一浮現。也就是說，任何櫃面上所說的患者種種行為，就是由此降階過程後所產生的，而非「人一旦老了會變得跟小孩子一樣」，應該是跟哺乳類動物一樣，差別只在於會「說人話」而已。

在早期以農業為主的社會中，工商業還不發達，需要使用到腦的職業種類較少，而且人類平均壽命較短。基本上，必須做高階決策（需要用到前額葉）的也只限於老闆等極少數人。在當時，「老頑固」是很普遍的社會現象，而且也沒什麼人會認為這可能是一種疾病。一直到德國的愛羅斯·阿茲海默（Alois Alzheimer）醫師發現這種疾病，才在一九〇六年命名為阿茲海默症（Alzheimer's Disease）。

失智的發生，應該是在具有哺乳類腦以上的動物才會發生的疾病，其他物種沒有這麼長的壽命可供失智症病程的發展。而人類是因為社會的依賴性支撐，才會發展到今日平均壽命約七十至八十多幾歲，也因而比較可能會發生失智的狀況。

從人腦的垂直式結構來看，最底層是原始腦（爬蟲類腦），只具有腦幹結構。對於所有生物來說，腦幹是管理生命日常生理活動的「腦區」。對於人類而言，一旦大腦損傷而只剩下腦幹功能正常時，即使生命跡象還在，但已成為「植物人」狀態。當人腦處於「植物人」狀態時，對外部刺激的反應會減到最低，但仍有面對疼痛刺激的反應，而這就是腦幹的反射反應，也是主流醫學在判定生命跡象與腦死的基準。

在美國，曾有位植物人在甦醒後自述：「他們說我不會有疼痛的感覺，簡直大錯特錯！」讓她最驚恐的是護理人員要幫她抽痰。「我無法跟他們說這個動作帶給我太大的驚嚇，尤其是在啟動機器的那一瞬間。」她常常會有一股強烈的渴意湧現卻無從表達。讓我們就這個事件來探討：在「植物人」狀態時，病患有「失智」嗎？

如此看來，植物人似乎沒有所謂「失智」問題，因為意識還存在腦內，只是無法浮出到達佛洛依德定義的「意識」層面。透過此案例，理解到植物人「可能」存在意識。無奈的是，若「甦醒」時刻一直無法發生，這個被封閉的「意識」就此永遠無法展現出來。

腦幹如果因中風而損傷，軀體的生命也隨之喪失，就不會有失智、癡呆症的發生。因此，失智症的發生大多產生在上腦新皮質，也就是心智認知功能展現的腦區。

小腦，程序記憶的主角

小腦，位在大腦下方和腦幹後上方；也分成左右兩個半腦，總體積約大腦的十分之一。它能整合從內耳、感覺神經、聽覺、視覺等系統傳輸過來的資訊，並且可和身體各部位肌肉協同合作。

人類的小腦，已經演化到跟技能學習和程序記憶有關。所謂程序記憶，指的就是「如何做」的記憶提取能力與相關資訊儲存；換言之，小腦也參與了學習過程。小腦的程序學習，和前額葉的工作、排序記憶等功能，讓人們可以執行彈吉他、拉胡琴等動作。

如果小腦弱化、退化，就可能顯現出程序記憶的障礙與損傷。而這樣的網狀結構系統弱化、退化，則容易使人類出現分神與失神，注意力難以集中，清醒／睡眠循環的錯亂等狀況。事實上，這些現象的出現，代表可能已有初期失智症的病徵。

神經訊號傳輸速度的滯延

神經訊號傳輸速度的滯延，是每一位高齡者必須審慎面對的要事。以視神經傳輸速度為例：當高齡者在開車時判斷事故可能發生，由眼睛經過視神經、把訊號傳輸給大腦皮質；比起年輕時期，反應速度慢了約兩百毫秒。

而後，新皮質做出判定與決策，才會下指令給運動皮質，以執行反應動作，加上肌肉神經反應再慢了些，因而有點難立即依照意願有所動作。想一想，為何高齡者容易跌跤？是不是跟神經訊號傳輸速度的滯延有關？

另外補充，高齡者腦幹上方的網狀系統（Reticular Formation）其啟動能力也大不如從前。此系統主司人的清醒／睡眠循環機制，外加各個腦區的資訊協調，可過濾要進入的資訊且加以區分無關的資訊；同時，這個腦區也是主司注意力表現的重要腦區。

失智症，源自於大腦系統問題

失智、癡呆症的發生，是系統性問題。至於人腦，則進化到可由潛意識調節著人運作的體內平衡，以及具有反思性有意識心智的地步，再進而產生穩定運作的社會文化，讓現代人們能夠生活其間而得以延長壽命和創造生活價值。

人類生存條件的改變，需要三個要項的共同演化：意識、記憶、推理。這些要項的弱化、退化，也就是失智、癡呆症發生的核心徵兆，同時也是預防時的重點。

意識、記憶、推理等三個次系統，構成整個人類的心智認知系統；每個次系統內，還有數個微迴路，這些微迴路就是由神經模組以自行組織的方式來建構，最終形成心智認知神經迴路與網絡的整體架構。

意識

意識是由百分之五自我意識、百分之二十五前意識和百分之七十潛意識所構成。這個系統跟大腦垂直式解剖結構的上下腦、左右腦和大腦對立性現象的雙向溝通有關。

記憶

記憶大體上有感知記憶、短期記憶和長期記憶三種分類。人知道該如何做

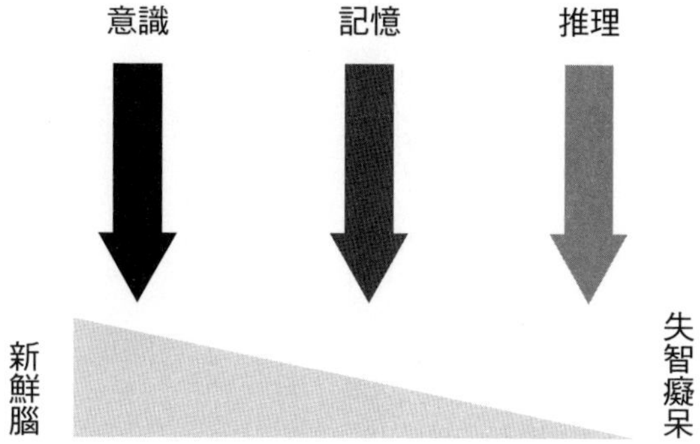

意識、記憶、推理和心智認知的衰退。

一件事，是由程序記憶來完成，而程序記憶一旦被儲存，就會變成長期記憶系統。至於短期記憶則是工作記憶，會針對當前有關活動而採取暫時性的記憶動作。

長期記憶則是跟「人」有關的陳述性記憶，包括：一，事件記憶，如同個人一生的自傳與歷史；二，語意記憶，事實與圖像的呈現，會產生映射而回饋給意識，讓人感知到「自我」的想法。失去記憶，就等於失去「自我」。

記憶系統的運作是全腦運作模式，不是由某個腦區能夠單獨完成的任務。雖說某個腦區有某種記憶功能，但也只能說是不同腦區各有特異或專司的功能而已。

推理

這是人類前額葉的特殊功能，包括評估、盤算、預測之後將發生的事做出相應的行為。

左腦是線性腦且具有聚斂性，當人要進行邏輯推理時，左腦會採取直球對決的思考方式來探索問題。所以，會有意向性和慣性邏輯推演的副作用；換言之，比較容易出現主觀性的結論。在這裡可以理解到左腦是短視、窄化與微觀的腦半球，進而產生現代人類社會的種種現象。

至於右腦，是個非線性腦且具有擴張性，因此右腦思考時會有跳躍式探索，並且會交互、來回地試探任何可能性。右腦不會一開始就採取明顯思索路徑，只會呈現出隱約的目標，再由各個方向一路除錯前行。這一點右腦跟左腦有很大的差異。左腦在思考過程中，會朝著一個方向一路狂奔，並且不斷地汰除及撿拾自認為相關的資訊，最後以邏輯性推理的技巧加以整合，而產生聚斂性思考結果。

無論是以左腦或右腦方式思考，同時段內能以左腦對右腦做出校準，或以右腦對左腦做出校準，而在最後得出「理想」的思考結果時，就代表具有「獨立思考」的能力。遺憾的是，演化上出現大腦的側異化——隨者左腦的優勢搶位，具有創意的右腦就顯得劣勢些。

不過，透過先前提過的案例（參見第七十七頁），可以理解到當人類的左腦損傷後，腦部的主控權被右腦搶走而上升到優勢地位，於是創意爆發進而成為藝術家。

因此，在失智症預防的實務上，若能先行或在預後處理上對右腦進行創意性刺激，極有可能在疾病發生的過程中，產生某種類型的防護作用。畢竟所有失智症患者所發生的病徵，很明顯與左腦的衰退有關。左腦失去原有功能造成患者日常生活的困難與障礙；右腦成為主控者後，若能強化右腦運作，對於大腦整體功能的展現，可能有緩解退化的功效。

第三章

吸收對大腦有益的能量

1 建立「營養」新觀念

傳統所指的營養定義，只適用於健康的青壯年。若想從預防失智切入，則應加入補充「腦神經元分子營養」的概念——指的是每日必須定「餐」食用，不可曠日廢「食」。

破除大腦營養攝取的四個迷思

就算在知識科技進步的現代，仍有不少人存在著迷思，甚至影響到飲食攝取，導致無法獲取大腦所需能量。唯有攝取正確的營養素，才能讓身體吸收，進而健固腦力，有效降低退化風險。

迷思一：吃的是「食物」或「食品」？

現今我們的吃的食物，與過往相距甚遠。事實上，農地的地力已經耗盡，所施的肥料只利於蔬菜外觀長得漂亮，反而使蔬菜內含較少的礦物質等營養素。

與蔬菜類似，雞肉也是因市場需求來飼養，為了讓牠長得好，而打了抗生素。魚肉方面，則可從「深海捕撈」和「淡水養殖」兩大類來看；前者有重金屬汙染疑慮，若長期攝取汙染魚種，會造成重金屬累積體內；倘若累積於大腦，將可能影響神經元的傳輸，甚至逐漸失智。若是淡水養殖的魚類，則可能面臨抗生素濫用、寄生菌較多等問題。

迷思二：太多肉類提高罹癌風險？

不少人認為，一旦吃太多肉類，罹患三高、心臟病和癌症的機率會增加；但事實上並不會，反而有益處，前提是攝取的種類要多元，不要過於偏重，不管白肉（雞肉）、紅肉（牛肉、豬肉）等都要吃。

如果沒有攝取，長期下來還可能造成營養不足，例如缺乏胺基酸，而這在人體內是無法自行合成的；其中，最可怕的是「肝功能」的耗竭。試想：若沒有從外部補充足量與正確的營養素，教「肝臟」如何合成身體所需要的化學物質「胺基酸」呢？

迷思三：過多蛋白質導致心血管疾病？

並非如此。在十九世紀的倫敦，雞蛋就被認為是富含營養的食物，能夠增加體能，而且與罹患心血管疾病的關聯性並不大。以一八六〇年二月時倫敦啟動全世界第一的地下鐵路建築工程為例，當時需要大量人力從事手工挖掘的工作，因而需要攝取雞蛋，才能有足夠體力撐完當天的工作量，最高紀綠顯示有工人每日可以消耗掉七個雞蛋以上。

迷思四：壞膽固醇過高不利於健康？

事實上，「膽固醇」是維持人體正常運作的必要原料之一，並無好壞之分。真正會對心血管系統製造出疾病的，應該是「微粒低密度脂蛋白—膽固醇」（sd LDL-C）。

運送膽固醇的脂蛋白 LDL 容易造成斑塊的堆積。主要成因是血管環境極差，譬如：管壁組織細胞老化而失去彈性、心臟泵血力道不足使血流動力降速、血液內缺乏維生素 C、氧化自由基含量過高、抗氧化物質缺乏等等，進而促成發炎反應。因此，使得號稱「超壞膽固醇」的微粒低密度脂蛋白副產品「乳糜微粒」比例特別高。乳糜微粒、黏固因子或是血小板糾黏後附著在血管壁時，很容易被氧化且能穿透血管內壁，在外頭堆積成為斑塊，甚至崩落造成血栓，增加心血管疾病的風險。

以肥胖者來說，通往大腦神經元的血液內有超多的「乳糜微粒」殘體。因此，肥胖是罹患失智的重要潛因之一。

預防失智症所需的「養分」

若想真正達到預防失智、癡呆症的效果，需要三種「養分」：心智認知活動（佔百分之五十）、鞏固腦力營養素（佔百分之三十）、進行適合自己年齡的運動（佔百分之二十）。其中的運動部分，請參見下一節內容。

心智認知活動

人類的大腦是「資訊腦」。除了身體所需要的營養素以外，同時也渴望「外部資訊」的輸入，刺激、強化神經模組的穩定。

如今，手機已成為大腦接收外部資訊刺激的載體。大腦的「資訊焦慮」綁架了人類日常行為，產生疑似「大腦資訊飢渴症候群」。當大腦成為一個只吸收垃圾資訊、不懂得思考未來的器官時，就可能對腦神經系統迴路造成不自覺的損傷。長期而言，還會讓失智、癡呆症提早發生。

其實，大腦具有學習本能，擁有「樂於學習」的「鏡像神經元」。無論在何時何地，都會主動吸收外部資訊，再與內部記憶整合，形成新的經驗。

另外，若由荷爾蒙系統運作來看，也可窺視到大腦內自主資訊運作的重要性。在這系統中，包含神經元群組所構成的經驗、信念、思維模式等，也會與枕葉內部資訊整合，以判斷是否會有所影響，甚至產生反應。

因此，若能持續性主動學習，將有助於增添大腦資訊庫存的豐富性與完整性。舉例來說，每日「深度閱讀」不但可以與時俱進、增加知識，還能夠修正常見於高齡者的偏執信念。

鞏固腦力的營養素：脂質

眾所皆知，「脂質」是三大重點營養素之一，能提供人體所需的熱量。事實上，對大腦也很有幫助，其重要性不言而喻。

脂質是「脂肪」、「脂類」、「固醇」等三類的總稱。脂質是一群難溶於水，但可以溶於有機溶劑的物質，例如：乙醚、三氯甲烷、苯。在室溫下呈固態者稱之為脂肪，像豬油、牛油；如果呈液態者則稱為油類，像花生油、大豆油。

這三者對於人的精神面有著重要作用。以下為扼要說明。

脂肪：包含由一個甘油和三個平均脂肪酸所組成的三酸甘油酯。在人體的脂肪細胞裡儲存的，是由一個甘油和三個脂肪酸「酯化」而成「脂肪滴」的有機化合物。至於腦部，約百分之五十至六十由脂肪組成。

當人體需要能量的時候，就會從脂肪細胞裡取出這個三酸甘油酯，並且把脂肪酸切出來送到組織細胞裡，再經由細胞內粒腺體進行脂質的氧化代謝以產生能量「三磷酸腺苷」（ATP），而其他產出物就是二氧化碳和水。

ATP是人類唯一的能量供應。當ATP轉成二磷酸腺苷（ADP）時會產生自由基的活性氧，自由基對於衰老、癌變和疾病的發生是一個重要因子，同時也是促使罹患失智、癡呆症的重點原因之一。基本上，抗老化就是對抗自由基；有睡眠障礙或不足的大腦內自由基濃度，都比睡眠正常者來的高了許多。

脂類：大腦內充滿卵磷脂、腦磷脂等物質。神經系統中，最進化的是有髓鞘的神經細胞，而髓鞘是由脂類（卵磷脂）所構成，能夠讓訊息以跳躍方式快速進行、傳輸效率更佳。另，髓鞘則因為被脂類所包覆而呈白色狀，故又稱為白質。

脂類所包覆髓鞘之連結，深入大腦內部。白質由數百萬條溝通路線所組成，每一條路線都包含一根很長的軸突，會將不同腦區的神經元連接起來，形成人類心智認知系統。

如果脂肪補充不足，讓髓鞘厚度變薄、甚至脫落，就會有反應遲緩的現象。輕度失智症患者的口條不順、速度延遲的徵狀，就跟髓鞘有直接關係。

固醇：固醇包括膽固醇及其衍生物等，而「膽固醇」可說是最具代表性、最耳熟能詳的部分。人體所需的膽固醇中，有三分之二是由肝臟自行合成，其餘三分之一可從食物中攝取所得。

人體內製成膽固醇的原料有：脂肪酸、醣類、蛋白質，透過複雜的代謝途徑，最終可以走到膽固醇的合成。這就說明有些人明明已經攝取很少的高膽固醇食物，但膽固醇濃度不一定降得下來；這跟飲食習慣或肥胖有關係。

這裡先了解一個概念：體內低密度膽固醇過低者，壽命可能會減短；高密度膽固醇略高於平均值者，比較健康與長壽，尤其在心血管系統方面。

曾有位美國學者安賽．基斯（Ancel Benjamin Keys），發表「高膽固醇為造成心血管疾病的主因」的說法，但後來被證實是錯誤的。從發表起六十年左右，世人皆被籠罩在此觀念中；終於在二〇一四年，由美國食品藥品監督管理局（FDA）承認錯誤，並取消膽固醇攝取的最高標準，在隔年發表「二〇一五至二〇二〇飲食指南」，正式取消膽固醇的限量建議。

然而，有些醫師忽略此訊息，還在開立降膽固醇的處方給部分患者服用。事實上，若長期服用部分降膽固醇藥物，可能會提高罹患失智症的風險。

脂肪酸與失智症的關聯性

脂肪酸為脂肪主要成分，歸於脂類。一般常聽到的「多元不飽和脂肪酸」是必需營養素，只能透過食物攝取而獲得，無法在人體內自行合成。只有兩種脂肪酸是人體所必需：亞麻油酸（Omaga-6的一種）和α—亞麻酸（Omaga-3的一種），兩者還能當成原料，以合成其他類別的脂肪酸。

然而，Omega-6的過量攝取，可能助長慢性發炎病症的程度。

高齡後，人體免疫幹細胞會逐漸老化；這些免疫幹細胞的基因原來各約有一千五百個，而隨著年紀越大，跟發炎有關的基因會逐步增加，但染色體完整性重塑的保存基因卻是越來越少。

發炎的進展，也會使得免疫系統的調控出現失序的現象。舉例來說，高齡者會變得容易感染且不易痊癒，甚至幹細胞與組織細胞因此異變而癌化。「慢性發炎」是致癌的重要因子，更是失智症發生的潛在因子。

因此，慢性發炎的狀況，又加上攝取過量的Omega-6，可說是火上加油，更助長發炎病灶的蔓延與增勢。

在日常攝取脂肪酸時，必須秉持的觀念是：在同樣的脂肪酸種類中，如果針對其中一種大量攝取，則勢必會排除另一種類的吸收量。譬如，食用過以植物油炸過的食物（Omega-6），再食用富有魚油（Omega-3）的食物，在消化過程中，Omega-6脂肪酸會排除Omega-3脂肪酸的吸收。

因此，亞麻油酸會阻斷Omega-3脂肪酸（EPA和DHA）的抗發炎功效，外加上過量的攝取，也同時排除Omega-3脂肪酸被身體吸收的機會，所以排除植物性食用油是抗發炎重要的攝取習慣。現在的人們之所以無法有效維護健康狀況，就在於吃錯油了。

Omega-6 脂肪酸也有好處

而 Omega-6 脂肪酸的好處，在於有類似「類荷爾蒙」物質：前列腺素、血栓凝素、白三烯素等，還有內源性大麻素、細胞激素、類二十碳酸（花生類酸）等，在生理調控方面是不可或缺的。

「類荷爾蒙」在大腦裡的啟動，可以降低神經傳導物質分泌量的釋放，譬如多巴胺和 γ—胺基丁酸（GABA），可參與記憶、認知、運動控制的調節。

它的生理作用和一些疾病有關係：

- 和多巴胺有關的帕金氏症、憂鬱症、恐慌症、自信心低下等。
- GABA和睡眠障礙、記憶儲存缺失，尤其是注意力缺失、強迫症、行為爆衝、前額葉症候群等精神、心理障礙疾患有關。基本上，GABA可以說是生理的剎車系統，調控了人的情緒系統和人際關係的和諧。

Omega-3脂肪酸，腦細胞的健康保護神

對人體來說，Omega-3脂肪酸才是真正重要的「必需」脂肪酸，因為它對於想要預防失智、癡呆症的高齡者來說，是必需的營養素。

好的油脂富含脂溶性維生素，能夠幫助身體抗老化，同時也含有人體無法自行製造的必需胺基酸。因此，若想讓身體能確實吸收到脂溶性維生素A、D、E、K，就需要同時攝取到脂質才行。

Omega-3脂肪酸主要有三種：DHA、EPA和ALA。其中，以前兩種的營養價值較高，而EPA與DHA攝取最佳比例為「EPA：DHA＝3：2」，在人體內具備絕佳吸收率與生物利用率。

DHA：它對於人類大腦認知的發展及持續性維護，有著重大作用。舉例來說，若孕婦體內DHA濃度不足，會影響到胎兒腦部和神經系統的發展，嚴重時可能造成遲緩，而媽媽本身也可能有妊娠期疾病（糖尿病、高血壓等）和產後憂鬱症的風險傾向。針對高齡者，DHA有助於維護心智認知功

能運作、神經迴路系統的功能。此外，DHA有很強的抗腫瘤與抗發炎作用，若能和EPA一起充分攝取，效果更佳。

EPA：是維護血管的重要成分，能夠預防多種心血管相關疾病，例如：腦中風、血管壁硬化、血管末稍萎縮、減緩血小板堆積、動脈硬化、心肌梗塞等等。

深海魚類中的鯊魚、旗魚、鮪魚等皆含有豐富的Omega-3脂肪酸；然而，近年來有重金屬的疑慮，到底如何安全攝取呢？這裡建議：不要直接把深海魚類作為脂肪酸和蛋白質的主要攝取來源，不妨改選擇食用經過品質檢測、篩選的高品質深海魚油，如此便可減少攝取時的風險。

ALA：α－亞麻酸，主要來源為植物性食材。在延壽、健康維護、疾病預後和失智症預防等方面，效果比較不顯著。

脂質，幫助強健體內組織

想要預防失智、癡呆症，需了解體內細胞、大腦的神經元等結構，進而攝取適合的營養素，才能有所幫助。

細胞內有「粒線體」，可說是生命體的動力組織（引擎）。如果其運作功能變調，或是受到外部感染而生病，就可能會在體內產生惡性循環。

近年發現的「新器官」為「間質細胞」，是一個遍布體內、充滿流動體液的複雜結締組織網。而這些流動體液有著「活性肽」。「肽」就是分子量不足二十到五十個胺基酸的活性物質。

無論是肽或蛋白質，都是由胺基酸所建構。人類需要的有九種，其中的八種胺基酸是必需胺基酸，不能由人體內自行製造，必須透過攝取動物性食物而取得。

而「脂肪」就有助於構成人體內的「粒線體膜」，因此，也務必注意脂質的攝取量。

發炎對失智的影響

所謂的「發炎」，指的是具有血管系統的活體組織，對致炎因子及局部組織受到損傷後，身體生理自癒系統所產生的防禦性反應，通常包括紅腫、發熱、疼痛等症狀，即「發炎三部曲」，有時還會附帶發癢的作用。身體的發炎症狀，會透過脊髓的疼痛神經通路，傳輸訊號、通知大腦，讓人知道自身的現況。

然而，在大腦內的發炎、疼痛，會因為大腦本身沒有疼痛神經系統，而使自己不會知道腦內正在發炎，除非出現明顯的心智認知行為異常，以及身體活動發生障礙，甚至要經過就醫診斷，才能真正得知。而身體的致炎因子也會透過血管系統進入大腦細微血管中，促成神經元大量死亡，進而失智。

這裡舉兩個器官組織的例子說明如下：

動脈的血管內皮（上皮）組織

動脈的血液流量和血管壁壓都很大，對於血管壁的沖刷力道也很高，尤其是在高壓強度且長距離、長時間的輸送過程之中，對於血管壁的刺激損傷會更加明顯。

因此，難免動脈的血管內皮組織會有局部性輕微損傷，血液內血小板和凝血因子就會針對破口進行修護。免疫因子也會啟動，適時釋放出發炎因子。如果血液內存有游離的病毒、經常性存在的細菌就會伺機攻擊破口處，引發發炎反應。

如果 Omega-6 脂肪酸也大量地參與發炎運作，是不是生理反應會做出「長期抗戰」錯誤決策呢？是的！如此就形成長期的慢性發炎。

動脈的發炎，又會牽涉到冠狀動脈阻塞（心肌梗塞）。一九九五年丹麥研究中說到，百分之六十八心肌梗塞的發生，大都是由冠狀動脈狹窄程度為百分之五十的血管所產生。只有百分之十四的患者，是在冠狀動脈狹窄程度高達百分之七十的血管狀態下而發病。

大腸黏膜層上皮組織

近年的大腸直腸癌，已經躍居到國人癌症發生率第一名。許多高齡者則是對於「少油少鹽」的金科玉律深信不疑，甚至奉行。然而，鹽要減到多少沒有一定準則，等於雖有專家建議卻無實質運作基準。

鹽分攝取控制就跟 Omega-6 脂肪酸一樣，在當今飲食習慣中比較難掌握。要記得，組織細胞的細胞膜存有百分之五十五的油脂，而細胞體內維持著百分之二十到二十五的鈉離子，體外也有鉀離子約百分之四十到四十五。這兩種離子就在組織細胞體，透過細胞膜的離子通道，進進出出細胞體，是一種生理的重要平衡。因此鹽分能夠短缺嗎？

曾有跨十八國和十萬多人參與的研究指出，鹽分並非對心血管造成疾病的直接原因，而是還有其他原因所導致。可是，美國哈佛大學的研究表示，每天鈉攝取量超過世界衛生組織建議的兩公克，可能是導致每年約有一百六十五萬人死於心血管疾病的主因。事到如今，這件事仍未有定論。

舉這個例子要陳述的是，不是只有這個理論對於高血壓成因進行解釋。不同成因的研究結果，會帶來藥廠開發不同新藥的契機，因此也會有不同的醫師秉持著不同的理論，與堅持慣用的藥物。

基本上，人體的排尿組織——腎臟，有個重要的功能是排鉀保鈉的古老機制，原因是「鹽」對於早期人類而言太珍貴。在細胞膜上，還有多個鈉鉀幫浦和其個別的離子通道，在體內共同捍衛著細胞的內外滲透壓、水分和酸鹼平衡。一旦鉀和鈉失衡，對於血壓飆高有極大的影響。

因此，為了維持血壓的正常，和避免導致慢性高血壓產生的風險，不僅僅只是減少攝取鹽分而已（專家建議每日一點五公克），還要關心有無攝取鉀含量較多的蔬菜及水果（譬如一天吃一到兩根的香蕉）。只要攝取的鉀量足夠，自然鈉的回收就會少，稍稍吃多鹽分，也就不會有罹病風險。而鉀離子的缺乏，才是血糖飆高的真正問題所在。

三個常見的錯誤生活型態

【型態一】對於發炎症狀不以為然，沒有疼痛就不必處理的生活態度。要知道受到發炎損害的局部組織細胞具有記憶，為了自救，會不斷地發出「發炎中」的信號因子，結果是引來更多的促進發炎因子。

【型態二】以為日常生活就是這樣過，不會也不想從自身的飲食內剔除Omega-6脂肪酸過多的食物，以致發炎症狀逐漸轉成慢性狀態。

【型態三】以為「發炎」狀況就是眼睛看得見的，類似皮膚紅腫、發癢等才算是。殊不知像是肺支氣管阻塞、血管動脈硬化、肝硬化等等，這些疾病都會引發身體發炎反應。可是，在疾病發展過程當中，本人卻無法感知。

掌握預防失智的關鍵要項

綜合來看，若想預防失智症，有幾個生理健康指標可關注：

- 超級低密度脂蛋白的數值。（非體內的一般膽固醇）
- 乳糜微粒殘體的游離量。

若要透過「營養」來改善，則建議攝取以下內容：

- 高品質的高密度膽固醇食物，譬如雞蛋。
- 補充必需脂肪酸和胺基酸，例如富含蛋白質的雞蛋、白肉、近海魚類等等。
- 減少自由基生成，需攝取含維生素C、E、微量礦物質的食材。

● 保養腸道健康，可攝取益生菌、益生元、適量油脂等。益生元的獲取來源主要包括：寡糖、啤酒酵母和膳食纖維，建議日常食材包含：大蒜、洋蔥、蘆筍、香蕉、蘋果、蒟蒻、可可亞、亞麻籽與海藻類等。至於適量油脂，則可選擇含 Omega-3 與 Omega-6 的食物。

此外，「睡眠」也對大腦健康相當重要。調適好睡眠周期，每天至少有連續六到八小時的睡眠。倘若每晚睡眠少於四小時，勢必會影響生理修護機能、大腦心智認知整合作用與廢棄物排毒效果，長期下來則可能有失智、癡呆症的風險。

2 退化潛因：長期的「腦疲乏」

從一九六〇年代起，世界已經從工業社會進入後工業社會，而新的時代顯現出影響人類健康的兩大因素：生產內容的改變，由工業化生產轉變為服務生產；管理革命，管理由人與自然轉變為人與人。因此，製造出「腦疲乏」的深層影響。

生產內容的改變

在工業化生產的模式中，人的工作注意力較不會受到情緒的影響。當建立了作業上的標準規範後，人會步驟性的執行工作。因此，大腦會很快地建立工作的標準流程，建構出對應的神經模組（習慣化），使得「腦疲乏」的程度也會降得很低。

然而，轉變為服務生產的後工業社會後，跟服務生產（餐飲、金融、商務、物流等）有關的工作人士，就不能只針對「硬性」刺激產生反應。所有服務生產的硬性刺激背後都有著「軟性」刺激，其特點就是思維上的不確定性。因此，大腦會想方設法來減輕自身能量的耗損，以維持運作的續航力。

想要持續的對應不確定性，以及掌握不同且隨時在改變的思維，具備工作功能的額葉、前額葉的健康程度，便成為關鍵因素。這裡也是失智症首當其衝衰退的腦區。

後工業社會的人要在一天之內面對形形色色的人，不但要面臨反覆來回的刺激，還想要維持較佳的注意力。因此，勢必促使體內正腎上腺素（焦慮、面對、動能）、腎上腺素（不安、迴避）、可體松（壓力激素）等分泌量無法評估和恆定；自然地可能會在對應過程中失去準頭，甚至促使壓力激素分泌量上升。

管理革命

工業化之前，是按著一年四季的循環而規律作息。因此，春耕秋收的季節中，壓力激素才會有比較高的分泌量；但到了夏、冬兩季，就是得以休養生息的時期。

工業革命的初始階段，管理重心在於生產效率化、市場擴大化，使得作息循環轉變為二十四小時一個周期。換言之，工作時間長度不再以「季」來計算，而改成「小時」。

於是，人依據手錶刻度來工作。此改變並不順應天意，想當然「腦疲乏」的狀況就在一個周期內產生。整個周期就呈現了三種激素分泌變化的狀態，當然大腦疲乏程度的真實景象也隨之浮現。

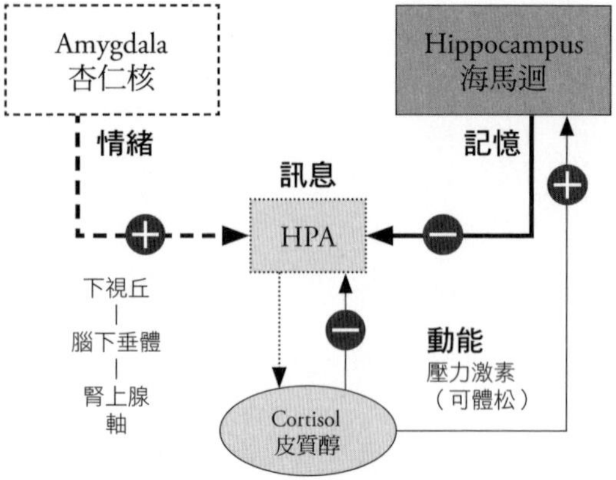

全方位外部刺激對海馬迴的影響。

此外，人與人連結的複雜化，更介入人體激素的系統，大大違反生物的自然性。在外部因子的刺激下，影響「下視丘—腦下垂體—腎上腺」壓力的調控，使得其變調而混亂。由於壓力調適失衡，進而產生身體上的疾病。

若長期處於不安與焦慮的情境中，所帶來的豈只是身體疲乏而已，嚴重時還會造成大腦長期性的疲乏。最終，就是身體疾病和精神疾病的產生。

失智高風險的資訊型社會

從一九七〇起，世界又轉型成為資

訊型社會。當資訊型社會來臨後，又產生新的匱乏——資訊、時間、資源的供應都不夠用。資訊的公開與氾濫，使得新的經濟形式產生為「資訊經濟」，並且因為資訊有著公共性的特質，任何人都可以從不同的媒介體（電視傳播、網路搜尋）自行獲取所需的知識和資訊。這又製造出「資訊焦慮」症狀，也擴延到整個社會的集體焦慮。

資訊型社會的出現，管理就由人與人轉變為資訊與人。人從主動管理自己變成被動管理，3C資訊設備成了主動操控的要角。二十四小時不再只是鐘錶上的刻度，時間感變得很斷裂。人們不必再記得幾點鐘要做些什麼，3C設備會提醒，並且指示應該完成什麼。在無法掌控時間感的狀態下，人們的時間感會顯得模糊。

這種資訊的刺激，圍罩著我們的生活環境，影響身體的分泌系統和大腦心智認知神經迴路。高水平的壓力激素與正腎上腺素，整日都在人體內流竄著。一方面提高人體的戰備狀態，另一方面則持續挑戰著海馬迴的耐受度。高濃度的壓力激素，正是攻擊海馬迴的最佳武器。

腦疲乏會使得大腦的代謝廢棄物堆積沉澱，使血液的流通變慢、供氧量減少等，讓血液的黏稠度增加（如果維生素C、E含量不足，會更嚴重），外加上情緒壓力還會造成血管不當收縮（末梢細小微血管斷流，造成神經元死亡），促使大腦細胞活力降低。然而，偏偏當腦疲乏產生時，人最喜歡做的事有兩件。

發呆：躺在沙發上無目的對著電視發呆、不斷地滑手機、吃零食等，或是找個餐廳大吃大喝。腦疲乏時，會積極地吃入一大堆碳水化合物（麵包、餅乾、米飯、含糖飲料）。

狂歡：明知近期內沒有時間出國，卻竭盡心力去收集旅遊資訊、忙著安排旅程。若真的去旅行，等到返國後癱軟在家，上班後壓力陡然增倍。此外，也有的人會選擇去夜店狂歡。如果想藉此來轉移腦疲乏，反而更加深腦疲乏的程度。

充足的營養，才能使人體健康

曾經有項研究，針對二十七種蔬菜、十七種水果、十種肉類及乳製品等項目，從一九四〇年到一九九一年間，長期檢測各自的礦物質含量。沒想到經過了半世紀後，這些常見食物中礦物質及微量元素含量有了明顯的變化——逐年流失。

事實上，身體的肌肉、心肌、自主神經系統、脊髓神經系統、大腦內神經迴路的傳輸，若沒有這些礦物質離子與微量礦物質，就無法產生正確的電脈衝，進而發揮該有的資訊傳輸和迴路反饋作用；如此一來，大腦會降低運作水平、甚至停擺，組織細胞也無法利用滲透作用平衡水壓與營養素的吸收。這種低水平的體內環境，容易造成疾病叢生、心智滯呆，器官耗弱等結果。

美國的營養學教育專家瓊安·古索（Joan Gussow）曾說，土壤裡的礦物質是人類營養的基石，也是健康飲食的核心。她還提及：「退化性的疾病，通常是長期不良飲食所造成。」試想，人類的身體結構組織未變，卻已逐漸失去豐富營養供給，還能受得了當代高壓社會所給予的長期大量負面刺激嗎？現代人之所以頻繁生病、有肥胖等問題，最大的肇因不是缺乏運動，而是無法適量取得礦物質等基礎營養。多數的營養專業者還錯認為只要吃足五穀雜糧，就可以彌補稀有礦物質的缺乏。

人體所需兩大類營養

礦物質等微量元素是身體內許多酵素的輔助因子，更是維持正常生理機能運作時不可或缺的營養素。以下從巨量營養素和微量營養素，分別說明人體所需的養分。

巨量營養素：可提供熱量的物質，例如蛋白質、脂肪、傳統定義的碳水化合物。

微量營養素：雖然不能提供熱量，但對於生理功能的運作與維護相當重要，例如膳食纖維。除此之外，還包含維生素和礦物質。

至於所需攝取的維生素和礦物質，建議如下：

維生素：A、C、D、E、B_1、B_2、B_6、B_{12}、K、生物素、葉酸、鹼酸、泛酸。

礦物質：巨量礦物質的需求量相對較大，每日需攝取一百毫克以上，來源包含鈉、鉀、鈣、鎂、磷、氯等六種；微量礦物質的需求量相對較少，每天攝取量為低於一百毫克，包含砷、鈷、鉻、銅、氟、鐵、鋅、碘、錳、鉬、鎳、硒、矽、鎴、釩等十五種。

3 預防失智，從強化腸道開始

小腸，是消化和吸收營養素的主要器官，也可說是維護人體健康的關鍵器官。至於小腸的弱化，往往是一大早吃的太少和飲食內容不正確而導致。清晨時分，正值生理活動啟動之刻，而小腸空等整夜，就是在等候一頓豐富早餐，讓它能大顯身手，以提供身體整日所需要的能量。偏偏很多時候，都是「空」歡喜一場。

事實上，經常性空腹與過少的一次性食量，會讓小腸內主控吸收的絨毛變短。這會讓經由胃酸溶解和碾磨後的食糜，因小腸的絨毛過短而無法有效吸收，導致有過多未被吸收的食糜進入大腸。消化原本就不是大腸的主要功能，但因為接收了殘留的食糜，不但要額外負擔消化作用，也無法充分吸收。最終，變成糞便而排出體外。

在這個過程當中，還可能讓大腸內寄生壞菌反侵入小腸，造成發炎。久而久之，小腸就會呈現老化的症狀。原本小腸就肩負消化作用，能夠分泌眾多的消化酶，針對胃部送過來食糜裡的不同物質，做出不同消化方式後再吸收。等到高齡後，小腸逐漸老化，還能如年輕時期般分泌有效的消化酶數量，完整消化與吸收嗎？事實上，大部分食物的被吸收作用都是無效率的，且最後會變成糞便而排出體外。高齡者普遍性存在營養不足的現象，潛在原因就是小腸的老化。所以，就算是吃了富含營養的食物，再多也無助益！

比起身體的其他器官，大腸的老化會早一些，但一般人對此的自覺性較低。相較之下，小腸的老化問題比較少一些，可能它所擔負的是消化與吸收重責，又加上組織細胞更生速度快，較常呈現年輕化的狀態。對比來看，大腸的組織細胞中，只有尾段和肛門更新比較快，畢竟這一段是充滿病毒、細菌及廢棄物的地方。

此外，一般認為食欲不振是胃不適的徵兆。但事實上，主要是小腸衰弱的徵兆。因為消化不良促使身體產生抗拒作用，為避免進一步損傷，而發出食欲不振的訊號。

迷走神經系統和胃腸的共同運作，構成人的情緒反應系統。這更容易使大腦將食欲不振的徵兆，誤解讀為胃的單獨反應。常言道「心情不好吃不下飯」，這個情境就是胃與小腸聯合，對大腦發出「暫停」的訊號。由此觀之，大、小腸的健康、快樂與否，會明顯展現出人的情緒。老年人的憂鬱傾向就跟腸道有關，與大腦或是認知無關。

補充益生菌增加免疫力

補充益生菌，可以增強小腸的消化能力、降低發炎的機率，還能夠增進腸內生產有機酸、降低腸道不平衡的酸鹼值，也能夠向共生壞菌搶食養分，以餓死壞菌。

益生菌定著於腸黏膜上皮且形成一道保護層，可產生抗菌物質，減少腸道寄生壞菌增殖與生存的機會。而這個保護層，可以防止腸道黏膜與組織細胞的癌化。

共生益生菌會在大腸壁的黏膜細胞上頭和外黏層中浮游著，保護腸壁不讓息肉增生。如果浮游的共生益生菌數量過多，會幫助原生益生菌共同維護著地盤，以減少寄生壞菌的存活空間。另外，還會處理沒消化的食糜，譬如從消化不完的碳水化合物中獲得能量。共生益生菌也會讓纖維素發酵，更可幫助人體吸收鐵、鈣等礦物質。這些作用，都有助於增進人體的免疫力。

腸道，人的第二個腦袋

腸道和大腦從胚胎分化時，其關係就很接近。卵子受精後成為受精卵、再形成囊卵，而囊卵形成的原腸胚，其外胚層就分化出皮膚與大腦的神經元；分化到了神經胚階段，就會看到神經板、神經溝、神經管等，和消化道與腸管一起分化。這也是腸道裡層密密麻麻布滿神經纖維的原因。

這三個分化過程，和身體內、外部資訊的取得，有十分緊密的關係。曾有研究者表示人有三個「腦」：皮膚、腸道與大腦。

因此，「腸道腦」和失智、癡呆症的罹患，有著密切關係。其原因有三：

一，腸道是情緒器官。當它生產百分之八十以上的血清素，會使人腦不會產生憂鬱傾向。

二，腸道是免疫的大本營。人體內百分之七十的免疫細胞，大多在腸道裡。

三，腸道的功能眾多。免疫調節、消滅致病細菌、減低過敏反應、製造抗生素、排出體內有毒物質等，都是腸道內可進行的作用。

上述的「一」，是預防失智、癡呆症的最重要因子。研究顯示，失智症患者大多也都患有憂鬱症。因此，如果顧好腸道健康，心情自然也會好起來，睡眠障礙也會減輕。高品質的睡眠，會讓大腦內淋巴系統在排除腦內毒物作業上趨於完善，進而大幅降低罹患失智、癡呆症的可能性。

至於原因二和三，就是人體健康的重要基礎。有了強壯的身體和大腦，才能奢談「永智人生」的期望。

顧好「大腸腦」，提高免疫力

再來談談腸道作為第二個大腦的理由。大腸道的神經叢系統有三道：肌間神經叢、黏膜下神經叢和腸繫膜神經叢等三種。而腹腔內則無神經叢的存在。

肌間神經叢：控制消化酵素的分泌。

黏膜下神經叢：又被稱為麥斯納氏叢（Meissner Plexus），是由許多感覺細胞來控制腺體的分泌。

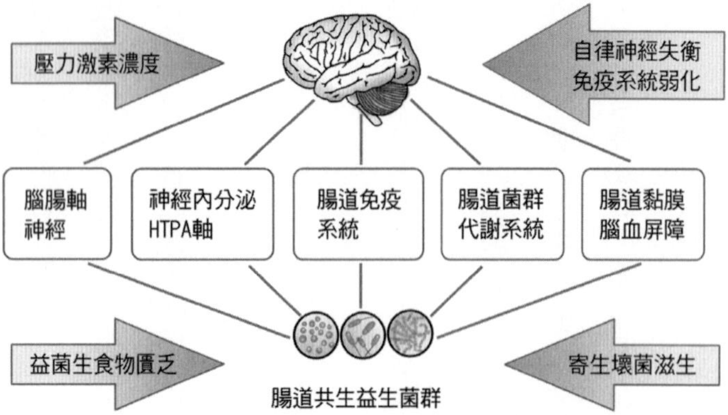

腸道、大腦、共生益生菌群之間的關係。

腸繫膜神經叢：腸道、神經的血管通過腸繫膜而聯通到腹腔。小腸的腸繫膜神經叢只是窄義的範圍。到大腸就未必一樣了，在大腸後段的乙結腸和尾段的上升直腸裡，會有大量的神經纖維、血管和淋巴系統由此進入腹腔，和其他系統連結。

其中的腸道淋巴系統進入腹腔的乳糜池（淋巴管中最大的胸導管起端）內，回到靜脈系統。由此可知，腸道與免疫抵抗力的關係甚為密切。只要腸道足夠健康，身體就好了一大半。

共生益生菌體中，含有重要的免疫

調節物質：脂磷壁酸和胞壁黏肽多糖。譬如乳酸桿菌細胞壁的主要結構成分為肽聚醣，有促發免疫復活的功效，可企進淋巴細胞產生多種淋巴因子，有效降低腐敗性寄生壞菌的突變，具有抑制腫瘤生長的作用。

傳統醫學將胃、腸道定義為消化器官。然而，近年研究卻認為兩者其實是明顯的情緒器官。迷走神經系統和副交感神經系統的功能，會讓人的心情舒坦、暢快。另外，大腸內還生產百分之八十到九十的血清素，同時更是睡眠促進激素，以及產生愉悅心情而避免憂鬱的重要激素，可說是大腦內重要的神經化學傳遞物質之一。

若有嚴重的心理壓力，會讓胃酸的分泌紊亂、腸道的蠕動趨緩、甚至停止，進而產生排便困難與便祕等情況。此外，腸道內共生益生菌菌種之一的雙尾菌更會大量減少，甚至消失得無影無蹤；如此，反而讓寄生壞菌的產氣莢膜梭菌數量大增（明顯外在特徵為容易頻繁放惡臭之屁）。

神經系統與腸道的關聯性

對於下視丘而言，視丘就是司令官。當視丘決定政策後，便傳輸命令給位在下方的下視丘；下視丘好比是個行政執行官，任務就是直接或間接地透過腦下垂體，來進行自主神經系統的調節與內臟活動。舉例來說，像是水分調節、體溫調控、飢餓與進食、睡眠與甦醒的周期、性趣與生殖等，甚至器官作用調節和協同運作等，都由其掌控著。

當腦下垂體接收到下視丘所傳達的指令後，會分泌與指令相關的激素，給協同運作的腺體來執行相關反應。而這就是與壓力有關的「下視丘—腦下垂體—腎上腺軸（ＨＰＡ軸）」。

這個軸線的回饋接收終端就是腸道。如此一來，「腸道—大腦」的回饋系統，就足以證明大腸是第二個腦。另外，也有研究者定義這一條回饋系統為「腦腸軸」。

重視皮膚、腸道與大腦

前文提及，皮膚、腸道與大腦，皆可視為「腦」的相關器官，因此在這個架構中，就沒有所謂「大腦」與「腸腦」的分際；換言之，「腦」的概念是從頭頂到腹部，也從皮膚到臟腑內部。自然而然，其整體運作方式就是一體的，並且是自主的。

另外，還有兩條路徑：迷走神經路徑和免疫路徑。這兩條路徑的重要性，深深左右人的生老病死和喜怒哀樂，更直接影響失智、癡呆症的發生與來臨時刻。

腸道神經系統的複雜網路，遍布在整個腸胃消化管道。腸道神經纖維進入腹腔後，會與迷走神經（C神經）互動，將腸道資訊傳輸到大腦。

而高齡後的排便障礙（例如經常性便祕）和腸道功能減弱有關，這和促進功能的動能素（或稱「蠕動素」，motilin）分泌減少有關係；而睡眠品質和習慣，也會影響運動化學因子的分泌量。

至於迷走神經系統，是一種混合神經系統，包含感覺、運動和副交感神經等成分，重要的功能是支配呼吸、消化兩系統，並維持絕大部分器官的運作。研究顯示，迷走神經系統和腸道的協同運作，對於情緒展現有著密切關係。

迷走神經系統的背核會將副交感神經的訊號輸出到內臟，特別是腸道。因此，迷走神經系統在腦腸一體的架構下，在失智、癡呆症的預防作為上，擔任可被充分利用的角色。其中，有三條的路徑可以把腸道資訊傳輸到大腦個別腦區。

路徑一：藉由視丘向上投射到大腦皮質層的額葉，讓過度活化的腦區安靜下來，降低憂慮感，控制行為暴衝（例如：經常性動怒、強制性行為、偏執的思維、無節制消費）。

路徑二：通往頂葉及枕葉，可以協調感覺及運動皮質層的韻律，增加注意力及機敏度，並讓心境平靜，得以放鬆（例如打打太極拳或做瑜伽，能夠產生相關作用）。

路徑三：透過進出邊緣系統神經迴路的方式，影響和情緒有關的杏仁核。這個可同時作用到會讓人腦產生快樂與幸福感的部分：依核的內殼和腹側蒼白球。這兩個腦區處於人類酬賞神經迴路的架構。舉例來說，對前景樂觀、生活順調等感覺，都與其有關。

它們的神經傳導物質是「多巴胺」。若濃度過高，則與思覺失調症有關；濃度低，則可能產生帕金森氏症，也和身體的活動力有關，甚至和行為動機的展開更有關係。譬如，某人體內此物質長期分泌濃度偏高，可能會產生過度消費的行為。若高齡者發生興趣缺缺、活動力低落、動機缺乏等症狀，則可能是多巴胺分泌不足的影響。

腸道的「快樂」就是你的快樂

腸道神經系統所使用的神經傳導物質，就是「血清素」和「多巴胺」。這兩者會通過迷走神經和腦相溝通。由此例可證明，腸道和大腦的健康運作是一體兩面，相互牽扯與協同運作後，彼此產生影響。

跟憂鬱、睡眠、情緒有關的血清素，百分之八十左右都在大腸內生產。然後，經由血管系統傳輸到身體與大腦；反而從大腦自產的數量比較少。

而腸道內共生益生菌群，會影響腸道的免疫細胞，也就是透過外周血管，把組織胺、細胞因子和促腎上腺皮質激素釋放因子，對大腦傳輸免疫資訊（同時也輸送血清素）。藉此針對視丘與下視丘的免疫指令運作進行調解功能。其實在腸道壁內存在著眾多淋巴結，而這些淋巴結向腸壁外延生出旁淋巴結後，會再聚合成主淋巴結。

腸道神經的行為表現，會受到腸道共生益生菌群的影響。血清素、和疼痛有關的P物質的分泌濃度，會受到腸道神經系統神經傳導物質分泌及其濃度的影響；而後者的狀況，端看腸道菌群中共生益生菌的菌叢種類和其數量優勢。因此，一個人的心情狀態，極大部分原因是由腸道內共生益生菌所主導。

正常分泌量的血清素，可以穩定人的情緒和相關行為表現，而刺激迷走神經則會讓人產生正能量。兩者的加乘效應，能夠讓高齡者的生活充滿活力，產生好奇與學習欲望，進而可避免失智、癡呆症的風險增升。

共生益生菌有助於延緩老化

在健康維護方面，共生益生菌還有更深層的關鍵作用。在眾多的老化理論裡有一種「端粒縮短」的學說，指的是每一次的細胞更新分裂，就會讓染色體尾端的一塊特殊區段縮短一些，而人體細胞分裂的次數有其極限，莫約在五十至六十次左右，過了極限，此細胞就不會再繼續分裂，進而死亡。

這裡先來談談可能會造成的不良影響：

- 區域免疫抵抗力的薄弱，也可說是整體免疫系統正在逐步弱化中。
- 可能導致發炎因子持續增多且擴散全身。這種情形如果持續，會讓相關區域內組織細胞加速分裂與凋亡。細胞染色體的端粒也因為分裂速度加快，而迅速縮短（耗損），最終結果就是疾病發生率逐漸升高，壽命也跟著縮短。

為什麼高齡者的免疫反應會越來越不佳呢？若從「端粒縮短說」來看，免疫系統在高齡者身上可能呈現兩種反應：

- 反應遲緩而無法及時處理，等到局面趨於嚴重時，已經形成疾病。
- 在健康狀況尚佳的高齡者身上，免疫反應還來得及，但精準度可能不夠。原因在於造血幹細胞的端粒已經到了屆期，而免疫細胞庫存數量不足但臨時來不及生產（狀況一），或是原有品種不齊全而導致派出去的種類無法戰勝外在刺激（狀況二）。

因此，若能減少細胞粒腺體所產生的代謝過程，以及避免長期潛在性發炎所增生活性氧自由基的過量及運作，就有助於減緩端粒縮短速率，和提高免疫抵抗能力。

減少腦內活性氧自由基

適量的自由基，是能刺激免疫系統消滅入侵人體外來異物的武器；然而，一旦發炎時間拖長，自由基數量就會超過免疫抵抗力的實際需要，反而會傷害身體組織。幸好，人體內有自然抑制與消除活性氧自由基過度活動的機制——製造抗氧化物，這可用來緩解自由基的傷害。

從人類一出生，體內有三款細胞完全不會增生、只會逐漸減少：大腦神經元、心肌細胞與視網膜神經細胞。尤其在大腦神經元方面，除了和記憶入口有關的海馬迴齒迴會新生之外，其餘都不會更新。

因此，活性氧自由基在大腦裡的活動，可說是造成神經元損傷的重大殺手。如果自由基或致炎因子在大腦內濃度偏高或四處擴散，自然可能提高神經元受損害的程度。建議長期食用魚肉、魚油或直接補充Omega-3膠囊，就可以減緩致炎因子存在體內。

4 運動，可減緩腦力退化

活著就要動，但要有正確的「動」，才算是真正活著。對於高齡者來說，多運動有時候是種風險，因此，進行適合自己的運動很重要。

所謂有效果的運動

運動專業人士認為，「有氧運動」的效果較佳，因為此類運動會促使氧氣與二氧化碳做出置換循環，才能夠促進有效的新陳代謝。

如何才能知道是否達到有氧運動的標準？在運動的負擔程度中，可依據自我感覺來判別，分成以下等級：很輕鬆、比較輕鬆、有點累、比較累、很累。如果感覺在「有點累」到「比較累」之間，就可以認定是在做「有氧」運動。

另一種「無氧運動」，就是指「時間很短、肌力負荷強度高，心跳達到最大心跳速率百分之八十五到九十以上」的運動。運動時，會心跳加快、呼吸急促，藉由高強度的運動來健身，並透過破壞肌肉纖維、促進肌肉再生的循環，來達到有效增加肌肉量。

心智認知活動也是另一種運動

在前面的篇章中，曾提到「心智認知活動」猶如大腦的營養素。從另一個角度來看，也可說是一種腦內運動。

智力型態中的「晶體智力」，是指能夠「應用」以前已經獲得的知識經驗能力，在成年過程中會持續、逐漸穩定增長，直到六十歲後才會開始下降。年長與年輕大腦最大的差異之處，就是「智慧」的結晶化。

但是隨著年齡逐漸增長，卻邁向失智、癡呆症路途，而不見「智慧」結晶化？原因就在於大腦的心智認知活動（腦內運動）太缺乏！年紀越大，越沒有學習意願與能力，而過往所習得的技能（程序記憶）也會越來越模糊。另外，更容易在遇到狀況時不知所措，遇到新挑戰或面臨新問題時力不從心，並且無法看出問題的核心所在。這就是失智顯露的徵兆。

銀髮族的運動原則

若高齡者要安排運動，則必須了解自身狀況，同時諮詢專家後，再來執行較佳。基本上，建議掌握以下要點：

- **運動時間**。每次絕對不可超過三十分鐘，重點在於避免心跳回復平靜的時間太長。
- **運動頻率**。這會決定運動的強度及效果，一般建議每天分段做三次。

●**運動時段**。若要外出運動，建議特別避開早上十時到下午四時，因為這通常是紫外線最強的時段，一旦長期接觸，可能對皮膚有害。此外，也要避開交通尖峰時段，以避免空氣中過高的懸浮微粒，讓已經趨於退化的肺臟產生慢性肺阻塞、過敏性咳嗽、呼吸道感染等症狀。

還有，高齡者切勿在清晨四、五時運動。人體在甦醒的一小時後，自律神經系統才會由副交感神經系統（夜間讓生理得到舒解）轉換成交感神經系統（日間活動力），而年齡越大，需要的轉換時間更長。因此，若清晨運動，容易造成自律神經系統的負擔，引發衰弱、失衡、焦慮、緊張等狀況。

●**補充能量**。在適合的時間吃對食物，對於人體幫助很大。基本上，建議一天的第一餐以蛋白質為主食，可啟動全身生理活動機制，而且有飽足感，對胃的負擔最少。

進行適合自己年齡的運動，有助強化腦力

在前面曾經提到，「運動」是預防失智、癡呆症的養分之一。但考量到高齡者的神經傳導速度逐漸減緩、感覺與反饋越來越遲鈍、越來越遲緩，肌力及爆發力明顯下降、肢體的關節滑潤越來越不佳、最大心跳數也降低不少等等因素，若要運動，建議選擇適合自身年齡的運動較佳。

健康的身體，可作為大腦的後勤支援，同時襯托出大腦的活力。雖然單純的運動無法改變失智症發生，但是正確的運動方式，仍然可以強化大腦健康與健固智力。這是因為當身體執行運動時，是由大腦內相關的運動皮質、基底節、紋狀體、小腦等一系列共同協調後，而做出整體性調節和執行。

三種心智狀態

倘若以高齡者的心智認知功能來分類，常見的有三種：高認知功能、認知

功能正常、認知功能缺損。針對認知功能缺損者，通常已伴隨生理障礙和多種疾病纏身，無論採取何種運動，大概都很難有改善的效果。

至於認知功能正常者，通常指的是生理狀態為「亞健康」者——可以自理日常生活、可以做運動、也能從事社會性活動。就如同一般退休老年人的普通生活，偶爾會戶外踏青、外出當志工和參與社區活動等。

而高認知功能者，除了具備認知功能正常者的特點外，還懂得觀照自己的健康，對於生理訊號有自覺性，而且有規律地運動習慣，也會不定期參加讀書會、音樂會等知性活動，更會預先計畫及準備自身健康方案。

不得不面對的生理問題

無論是哪種心智狀態，高齡者都有不得不面對的生理問題。基本上，高齡者的肌力大減（下降約百分之二十至四十）、關節退化，這些都促使動作反應變得更遲緩（相較於一般成年人，反應時間慢了約百分之二十七）。

綜合上述狀況，再加上大腦平衡系統長期缺乏訓練，一旦受到外界干擾，往往會做出不正確的反應，導致跌倒，進而造成骨折等問題。

運動前必備觀念

高齡者運動的目的，主要並非強健體魄。由於幹細胞已經老化，分裂出的新增細胞必定不如年輕時期健全，其中不良新生細胞的數量也可能增多，反而製造腫瘤和癌化的機會。

運動的內容必須符合「預防」與「維護」的要件，重點在於如何保護腦和身。

所謂「預防」，是提升大腦血流量（因為血液可攜帶氧氣和必需營養素），才能讓足量血液通往每個神經元。尤其是大腦的皮層，最需要豐沛血液，如此才會神采奕奕、靈活自如。

所謂「維護」，是指能夠促進身體和大腦間的血液暢流和物質交換，才能盡可能排除不必要的廢棄物。

運動後的心跳平復速度是觀察重點，而非強化心臟在運動期間的強度。這就是高齡者的健康運動基準。若運動後要恢復正常呼吸的時間較長，代表目前的運動已超過身體負荷。

每次運動時間應持續十五到二十分鐘（最多三十分鐘內）。運動中，必須隨時感知心臟的跳動及加速。

運動時的氧氣使用會出現「氧虧」和「氧債」現象。運動中供氧不足為「氧虧」；運動後氧氣過量耗損而需要一段時間來補償則為「氧債」。運動時間越久、強度越大，氧虧和氧債都會同時增加，且氧債始終大於氧虧，而氧債償還速度顯示心肺功能的水平。因此，高齡者氧債償還的時間越長，氧虧越大，大腦內缺氧狀況堪憂，極有可能造成神經元死亡的風險。

切記，不要長時間進行高強度運動。人體四肢由肌肉纖維構成，特性是：收縮、興奮（對刺激的反應）、延伸（伸展延長的能力）、彈性（延伸後能回復原來的長度）。參與的肌肉越多，活動力強度越大，或多或少會有肌肉纖維拉斷的情形。然而，年輕者的修補時間很短，高齡者所需時間較長，若尚未完整回復，又受到下一波運動的拉扯，久而久之，肌耐力會因時常損傷而下降，甚至發炎。

持續性過度運動，會促使體內產生大量自由基，容易攻擊組織細胞內粒線體，進而可能對心血管系統、大腦的神經元等有一定程度的損傷。

運動注意事項

在整個的運動過程中（前、中、後），還有一些需要注意的地方，簡要說明如下：

不要過度暖身

運動前需要暖身，但不要過度，否則反而徒增運動期間的傷害。這是因為若暖身過度，大腦會啟動相關運動神經模組，進而留存記憶；等到真正開始運動時，其執行的模組與暖身時留存的模組不同，等於讓大腦被迫轉回正式的運動神經模組，而這種轉換之間有可能會出現失衡現象，進而導致運動傷害。

因此，建議簡單暖身後，就開始緩慢地正式運動。

運動前的食物補足

運動開始前三十分鐘，建議先補足水分（約五百毫升），以及富含蛋白質、熱量的食物。不少人擔心運動會讓胃不舒服，常空腹上場，但往往到了運動末段才發覺脫水過度、體力不支，甚至昏厥、跌倒而受傷。而在運動期間，則需每十到十五分鐘補充少量水分。

運動後不宜大吃大喝

運動結束後，不要飢渴似的過度喝水和吃東西，否則會有反射性補償現象。當身體突然接受過量的水和食物，來不及分泌相關的物質來吸收，通常大部分都會直接排出體外。

需在平地執行

運動場所盡量在平地，避免有高低落差。就算膝關節夠靈活，也千萬不要忽略心血管循環系統的狀況。畢竟對於許多高齡者來說，心臟較難以承受忽強忽弱的節律變換。

推薦高齡者的運動項目

對高齡者最有利的運動方式有兩種：「間歇式運動」與「短時間內高強度運動」。這兩種都有一個好處，就是不太會引起運動倦怠的心理，容易持續執行和不中斷。

- **間歇式運動**：從事一項運動不超過十分鐘，然後休息三分鐘，再進行另一次的十分鐘運動，接著休息三分鐘。以此方式循環運動約三十分鐘（需扣除休息時間），每運動三天就休息一天，效果最好。

- **短時間內高強度運動**：在三分鐘之內，以能夠達到的最快速度運動。譬如原地或是短距離的小步伐快跑，在高速活動後，給自己約一分鐘的降低心跳頻率緩衝時間。

走路，鍛鍊耐力與持續力

- **長走**：日行二至三公里，是最佳的走路運動方式。要訣是不能走走停停，應持續向著目的地邁進。
- **健走**：主要在於強化心肺功能。運動時間不宜超過三十分鐘，但可依據自身心肺功能強度來調整，大約在十五至三十分鐘的範圍內。
- **長走＋健走**：兩者搭配也是不錯的選擇，且同時能兼顧兩邊的功效。建議一天長走、隔天健走，接著第三天就休息一天。

啞鈴，強化四肢肌力

建議項目有：槌式彎舉；肩上推舉；內側撈舉；雙側平舉；啞鈴擴胸。

姿勢以站姿為主，也可以採用坐姿。而市售啞鈴的重量選擇上，男性至少需四點五公斤或以上為佳，而女性約以二點七公斤到三點六公斤最適用。若家中沒有啞鈴，也可以使用坊間兩公升鮮奶瓶（裝滿水）來替代。

執行時，要特別注意呼吸，以腹式呼吸為主。用力前，需做一次深層吸氣，使腹部鼓起；再憋氣，進行推舉動作；動作執行到定點時，則需吐盡腹部內空氣。

槌式彎舉

步驟一：單手握住啞鈴中段，把手肘關節處輕輕頂住腰部側邊。此時的啞鈴和胸口（腋窩）呈現約一八〇度的下垂狀。

步驟二：深吸一口氣，把啞鈴往胸口（腋窩）方向舉起和拉近，等微微貼著腋下後，再緩慢放下到原來位置。

步驟三：放下時，以有產生阻抗感覺為佳。需緩緩放下，不要一下子就放到原來位置。等一隻手做完後，再換另一隻手執行。

肩上推舉

步驟一：雙手把啞鈴舉起到雙肩略高的位置。

步驟二：朝上推舉，直到雙臂成垂直狀為止。

步驟三：緩緩放下至步驟一的起始位置。這三個步驟構成一個項目訓練的循環。

內側撈舉

步驟一：雙手緊握住啞鈴中心，手心自然垂下且朝著內側（身體方向）。

步驟二：再用些力氣，把啞鈴朝向胳肢窩（腋下）方向，拉舉到頂。

步驟三：再慢慢地放下到步驟一的起始位置。如此便構成一個項目訓練的循環。

雙側平舉

步驟一：雙臂自然下垂而雙手握緊啞鈴中段，慢慢地從身體兩側向上直直舉起，直到與雙肩同樣高度為止，就像是大鵬振翅的姿態。手肘可以稍微彎曲些。

步驟二：撐住幾秒鐘後，再緩緩放下。

步驟三：爾後，再重複上述步驟。

啞鈴擴胸

步驟一：躺在一片稍為開闊的平整地板上，臉部朝向天花板。

步驟二：雙手攤開於身體兩側，手中緊握住啞鈴中段。

步驟三：深層吸氣一次，盡量使腹部充氣鼓起後，憋著氣，把握有啞鈴的雙手，朝向身體中心線合攏過來。

步驟四：緩緩吐盡腹部的氣，此時的腹部會有向下凹陷的感覺。

步驟五：此時，雙臂和地板呈現垂直角度。

步驟六：慢慢把手臂打直，往身體兩側緩緩放下，直到觸及地板為止。盡量再做一次深層吸氣，使腹部充氣鼓起。

步驟七：視身體狀況而定，每次做五到十次的循環。

POINT 這個項目著重於雙臂緩緩往身體兩側放下時的支撐力道，比起舉起時更有阻抗力，因而能強化肌力。特別提醒，不宜採站姿方式執行。

跳躍，強化骨骼&預防跌倒

藉由此運動，可鞏固骨骼，進而有助於預防骨質疏鬆。此外，還能促進排便通暢，防止便祕。

原地垂直上下跳躍

步驟一：一隻手扶著桌子邊緣或樓梯扶手支柱，幫助自己空間定位，同時防止身體失衡而跌倒；另一隻手則自然下垂。

步驟二：上下跳躍十次，保持專注，邊跳邊記住眼前的景象。

步驟三：接著閉上眼睛，持續上下跳躍一百至兩百次。需注意不必勉強及次數過多，以免傷及膝蓋關節。跳躍的同時，可試著讓腦海浮現稍早記住的景象。

步驟四：動作完成後，先進行平衡呼吸。然後，在原地踩腳二十下，才結束一輪的執行。

POINT 步驟二到步驟三的動作，主要是在進行心智認知功能的運動——大腦皮質（頂葉）感知身體所在的空間位置，以及如何計算、因應。像是如何在頃刻之間及時調回正常姿勢而防止跌倒，以及預防瞬間產生的昏眩等。

足八字行走，減輕膝關節負擔

一般來說，雙足都以相互平行的方式來走路，而這對於膝關節的負擔較大，對於高齡者更是如此。因此，強烈建議改採「足八字」方式行走，其關鍵在於走路時把雙腳掌打開呈十五度角，這個對膝關節較有保護力。

深蹲，鞏固下半身

建議項目有：一般深蹲；舉手式面壁深蹲。

一般深蹲

步驟一：站直，雙腳左右分開，距離略寬於肩膀寬度。

步驟二：胸部挺起、背部伸直，兩手臂向前水平伸直，再緩緩蹲下。

步驟三：深蹲到大腿下方，在不改變姿勢的狀態下蹲到最低。

步驟四：最後，雙腳以及核心使力，將身體向上推起。

舉手式面壁深蹲

步驟一：在臀部下方放個小板凳，作為深蹲時臀部碰觸停止的位置。

步驟二：面向牆壁站直，眼睛向上看，盡量把下巴、胸口和腳尖觸碰到牆根。腳尖向外分開約四十五度角，而雙腿分開距離可比肩膀稍微寬一些。

步驟三：朝著天花板方向舉起雙手臂，掌心皆朝著牆壁。每當蹲下和站起時，掌心同時輕輕地上下貼著牆壁。

步驟四：雙眼朝上看，幫助反弓背部。盡量讓胸口貼著牆面，再略微勾起腳尖，迫使重量施加在腳跟上。

步驟五：像要坐下般緩緩深蹲。每一次蹲下，都要比前一次低一點、深一點，主要是能夠確保胸口和牆面趨向平行。

步驟六：把臀部向後頂，同時注意胸口是否和牆面平行。

步驟七：隨著慢慢蹲下，盡量使用核心的力量，並且保持腳尖微微離地的狀態，即用腳跟踩著地面施力。

步驟八：繼續往下蹲，直到能夠觸碰到小板凳面，同時盡量把髖部向前頂。

步驟九：如果因足部結構而無法蹲到小板凳面，就再讓雙腳間距更寬一些，但同時要確保姿勢。

步驟十：深蹲時，要保持眼光朝天花板看著的狀態。若朝下看，會讓胸口位置下降，進而把不必要的壓力施加在下背部。

膝關節日常保養，減少損傷

任何的運動都可能免不了對膝關節的損傷。這裡提供一個簡易式運動，不但能預防傷害、更能強健膝關節。

膝關節運動

步驟一：平躺在床上，頭部不要放在枕頭上。

步驟二：雙臂自然放在床上，手指朝向腳，掌心朝著床面，有點像站立姿態。

步驟三：先從某隻腳開始，輕輕地屈膝，使大腿上方盡量貼近胸口。

步驟四：以此姿勢撐住約兩、三秒，再用些力氣朝腳的方向平順踢出去。

盡量不要採抬腳動作踢出，會使得背、腿的肌肉無法拉伸到底。

步驟五：踢出後，盡量使腳掌壓平，並與小腿呈水平姿態。

步驟六：持續執行上述步驟，約踢十五到二十下。

步驟七：再換另一隻腳，同樣踢十五到二十下。

步驟八：兩隻腳輪流執行，至少進行三輪。

強壯小腿腓腸肌，可預防失智

肌肉，不只是具備使身體活動的功能，還有以下三個重要作用：

- 採取肌醣原的形態，儲存血糖（葡萄糖），以供給能量。
- 在體溫方面，提供一定程度的恆定作用。

●能夠預防血管循環系統、肺臟的慢性阻塞，還有助於預防細微小中風與冠心病。

上面三個作用，才是健康養生的核心。尤其是小腿內的「腓腸肌」，更可提供上述第二項「恆定」與第三項「預防」的功能。由此可知，「走路」在失智、癡呆症的預防上，格外重要！

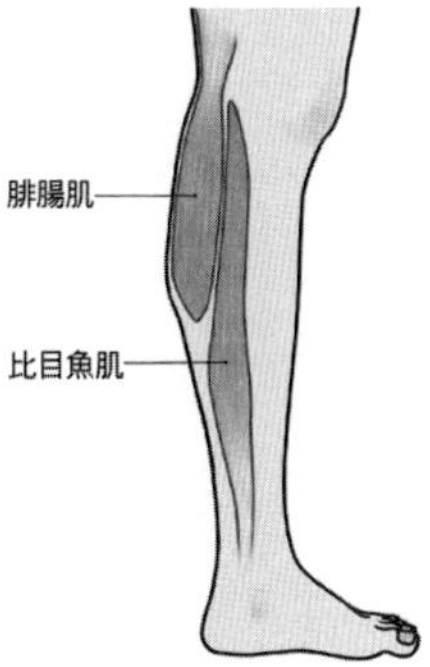

小腿的腓腸肌。

當然，不只是走路，前面提到的運動，都可以減緩衰退、老化的過程，進而改善生活品質。由於多數高齡者的下肢肌力不足，有些漸進式阻力訓練，能增加他們的肌耐力，以避免意外跌倒發生。

身體運動訓練，排除腦內毒素

綜合來看，完整的身體運動訓練，可以帶來下列幫助：

●暢通身體和大腦之間的血液循環。如此一來，便可以提供豐富的血氧量、必要的分子營養素、免疫因子等，防止血管末梢阻塞，降低慢性細微小中風的機率。

●加速大腦的代謝作用。這樣能幫助排除腦內毒性廢棄物，防止毒物的堆積和沉澱。

●促生長因子能刺激細胞增殖和細胞分化，維持腦內神經元增生的效能。

●預防雙腳的循環阻塞，就不至於發生淺層的腿肚靜脈曲張以及深層靜脈阻塞。

●活化和強壯肺組織功能。可避免常見於高齡者的呼吸短促、換氣困難、說話聲量變小、走點路就氣喘吁吁等狀況發生。

●增生造血幹細胞。基本上，肺臟也具備製造血小板和儲存造血幹細胞的功能。而造血幹細胞能使老人的免疫能力作用正常化，以及提高抵抗外部感染和內部腫瘤監控的敏感度。

●強化心肌功能。每個人的心臟細胞（心肌細胞）數量打從出生起就是那麼多，不會更新，只會功能衰退。因此，年紀越長，心臟也越無力。而持續性規律運動可以適度「鞭打」它，讓它有活力工作。

●預防心律不整。持續性規律運動有助於整律心跳的頻率。心肌的跳動是透過「心竇」這種特殊傳導系統的肌肉組織所調節，放電頻率每分鐘約為六十至一百下（休息時約六十至八十下），而這被稱為「心竇節律」。運動時，心竇會配合當下身體需求，適當增加放電頻率，促使心跳加快。

掌握最大心跳速率

就地球上的動物而言，心率越慢壽命就越長。以人類來說，年齡越小心率越快，女性心率會比同齡男性稍快一些，高齡者的心跳對比年輕時期則越來越慢。這些都是正常的生理現象。

從數據來看，休息與安靜的狀態下，成人正常心率為每分鐘六十至一百次，理想心率應為每分鐘五十五至七十次。若是長期運動的人，心率較普通成人偏慢，一般為每分鐘五十次左右。

一般而言，運動中心率能夠達到最大心率的百分之六十五至八十五，效果最好。以高齡者來說，建議可採用「田中氏最大心跳速率計算」，更能抓到精準的運動強度範圍。

最大心跳速率＝208－（0.7×年齡）

若高齡者想要增加運動強度時，必須先找出最大心跳速率的數據，再稍稍打點折扣，也就是大約在最大心跳速率數值的百分之九十或八十的目標範圍來運動。

基本上，建議目標運動心率區間為百分之六十到八十，以減少運動中或結束後突然猝死的可能性。

第四章

腦部疑難雜症大解惑：11則QA

Q：年齡增長後記憶力逐漸退化的程度，對生活重要嗎？

A：當然重要。沒有記憶，就不成「人」。

對任何物種來說，記憶力有其存活必需性。在老鼠的記憶機制與迷宮實驗中，我們能了解到大自然對於記憶功能的原始設計，單純只把生存活命作為唯一目的。至於功能方面，主要是從大腦內資料庫存中搜尋與回想，來對應於現實。

記憶在被接受的初期，會先在海馬迴暫時儲存。而海馬迴的機能在輕度失智患者身上，開始會以記憶力的功能不彰為起始病狀，譬如頻繁健忘、記性越來越差等等。當病徵發展到了中度失智階段，就會呈現出相關腦區萎縮的病理現象。

我們可以用迷宮實驗來了解老鼠的記憶機能。老鼠先要能夠記住鼠窩的位置（生命安全的保障），再來是要到什麼地方才能夠找得到食物（地理空間記憶），和什麼食物可以吃或不能吃（物品種類辨識）。老鼠如果能夠透過迷宮而取得食物，就是記憶的酬賞回饋。要能破解迷宮，需要重複的獎勵和學習。

實驗證明，這些記憶是需要長期記得的，免得到時候找不到食物來源，或是吃錯食物而死亡。保持長期記憶，大多以位在雙耳位置後方的顳葉為主。因此，記憶是維護「生命存活」的必備工具，而大腦就是「管理生命」的重要儀器。

在失智、癡呆症的起初共通症狀，就是覺得熟悉的街景道路彷彿不是那麼的熟悉。再來，就是忘了回家的路而成為走失的老人。原因就在於海馬迴的地理空間認知功能逐漸在喪失。

【修補小要訣】

當行走在經常路過的街景，發覺到有生疏感時，就要立即停下腳步，用眼睛掃描四周街景，並辨識當下街景環境的細節，思索是否有任何的變化。

這個確認動作很重要，可提供大腦做出自我修正的即刻時間與機會。一旦錯過，大腦會把錯誤街景資料當成正確的，並且立即更改原有的資料而儲存起來。以後，大腦會因為過多內部的混淆資訊而變得更不確定時，就會率性地忽略掉，讓人無法再順利回想。不少人可能會想：「啊！那不重要吧。」用來搪塞記憶力的模糊，因而忽略未來衰退的風險警覺。

Q：我很容易忘東忘西，而且感覺很難專心。為什麼？

A：可能跟大腦物理結構或心智認知系統等問題有關。

這個提問茲事體大，不僅關係到記憶提取能力，還涉及到影響失智、癡呆症病程發展的兩件事：專注力與工作記憶，兩者功能的障礙或損傷，跟大腦的前額葉和前扣帶回有關。這兩個毗鄰的腦區都在額頭後方，而前扣帶回則是緊貼著額葉和前額葉的內側與背部位置。

前扣帶回是與情感和注意力有關的腦區，能讓注意力集中於正在思考的事

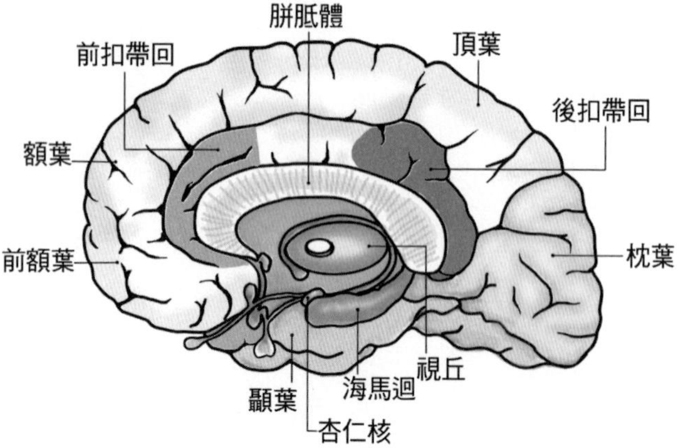

前扣帶回與前額葉的位置關係。

件上，並且持續地維持一定時間的注意強度。

以閱讀一本書為例，所使用到的注意力類別，除了持續性以外，還有四種：集中、選擇、分配、交替。而這些注意力會在閱讀神經模組與迴路中交換著運用。

集中性注意力：無論當下環境中出現任何種類的刺激（如：看、聽、摸、聞），一旦知覺系統感知並接收後，就能立即反應。這是最基礎的注意能力。

選擇性注意力：面對許多訊息刺激來源時，是否能夠立即做出決斷且加以執行與處理。這種的注意力弱化後，人就很容易分神、失神。

分配性注意力：能讓意識或是精神同時集中於兩項以上活動的能力。例如學習跳舞時，需要邊看著老師的舞姿示範，邊模仿出動作。

交替性注意力：指的是當人們在不同目標物的訊息刺激之間，能夠來回轉移注意力，並且在最終時刻可以完成一項任務。譬如做作業時，需要邊用眼睛看書，邊用手書寫文字，進行手眼之間的協調動作。

注意力的退化，幾乎等同於記憶力的退化；而注意力的衰退，和工作記憶與大腦物理結構衰退或損傷有關。說得直接一點，記憶力的退化，會受到日常生活中使用記憶力的觀念是否正確、維護與系統的強化等而影響。

在病理學上，失智症的主要成因偏重在物理結構（腦組織）的衰退與損傷。在本書的研究中，透過「心智認知的神經模組系統」，也可以說明失智、癡呆症的病程發展原因。

差別在於後者是從預防醫學角度切入，如果能夠先了解到失智、癡呆症可能會發生在另一個途徑，而不單單是因為物理結構變化而造成，那就可以在物理結構發生症狀的早期，和尚未因損傷過度而導致無法治療的階段時，進行相關的預防和強化措施。

【修補小要訣】

大腦最害怕「不確定性」的情境。然而，現代人習慣滑手機接收各方訊息，很可能讓大腦陷入不由自主的焦慮狀態。建議每天在睡前靜坐冥想，只需十分鐘，並在心裡不斷反覆默誦一段短語，譬如宗教的禱告詞，或是自創的心靈小語等，將有意想不到的效果。

Q：為什麼做事常顛三倒四、虎頭蛇尾？有時這件事還沒完成，就想跑去做別的事？

A：這跟腦部額葉功能不彰有關。

記憶力的提取與行動的展開，除了會受到注意力功能是否正常運作的影響之外，工作記憶也是關鍵，而這是人類獨有的。雖然地球上具有額葉皮質的生物只有哺乳類，但面積都非常小；只有人類的腦部才有整面的額葉皮質。

前額葉皮質是個控制中心，負責情緒調節與控制，以及組織、計畫、執行和解決問題。尤其是左腦的前額葉，和語言展現（譬如：演講、對話、辯論）、日常生活時程排列、彈性調度有關。因此，常常將左前額葉稱為「理性中心」（理性腦）。「規畫未來」是前額葉更重要的功能。因此，若做事顛三倒四、虎頭蛇尾，這些現象就是因為額葉功能不彰所導致。這不是個性使然，而是被前額葉與多巴胺（酬償激素）所綁架；當然，杏仁核（情緒）也加入影響的行列。

人類的額葉尚在演化中，年過三十歲後就會逐漸退化，過了四十至五十歲後，上述病徵傾向就會明顯浮現。前額葉症候群也是失智、癡呆症發展中的重要參照指標之一，若出現，就顯示大腦正在崩解、衰退老化。

【修補小要訣】

人類的工作記憶「單元」最高只能有十二個，大部分的人都在四到七個的範圍內。以電話號碼為例，最好記的是三到四個數字，超過範圍就會開始混淆。因此，名片上把電話號碼編成「123—4567」格式，就是為了方便記憶。

而這就是額葉的工作記憶運作模式——編組。所以，只要把日常生活中相關程序編成一個小組來記憶，就不容易失神而忘東忘西。而且讓工作記憶處

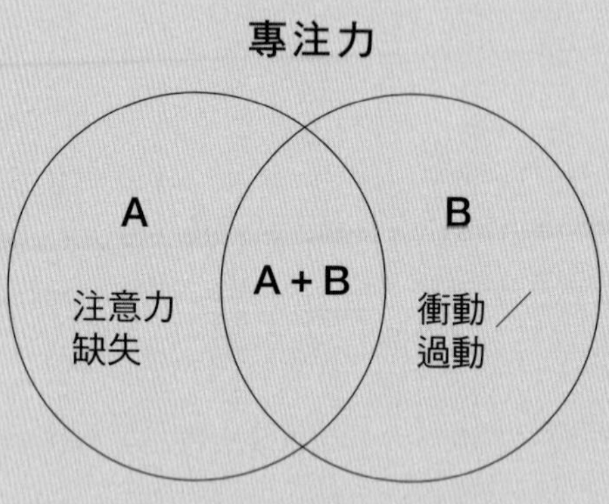

隨年齡增長注意力、衝動、過動等併行症狀。

理「小組」的順序跳動，也比較不會喪失臨時記憶。

因此，可按照編組模式來記住想做的每一件事。在行事前，反覆地由頭至尾順過一遍，就可以幫助前額葉以「順序」方式來記憶。當順序沒有差錯時，從項目中就能容易地把細節記憶提取出來。接著，按照小組模式來分組列舉項目，寫下備忘錄。不過，執行時，不要先看備忘錄，而是用心回想；完成後，再拿出來比對是否有遺漏之處。

其中還有個關鍵點：盡量不要「一腦二用」！也就是保持專注力，聚焦在當下該做的事情即可。

Q：記憶力強度為何難以維持？跟年齡或是大腦退化有關嗎？

A：主要是事件記憶沒有被反覆檢索與提取，導致記憶標籤褪色所導致。

人類大腦的最重要功能是用來「思考」，「記憶」只是心智認知（思考）系統在運作的一部分。思考機制是人類唯一且獨特的功能，也是和地球上其他的物種截然不同之處。

首先要掌握「記憶力」要領：「大腦是用來遺忘的」，換言之是善忘的。因為想要「思考」，必須對外部資訊的刺激做出優序排列，把重要、生存相關、情緒、人生有意義、具備價值性等外部資訊，先用工作記憶予以暫存。

到了夜間睡眠時，海馬迴也接著參與協同工作，檢視意識性選擇和大腦自己的判讀後，依照儲存條件的需求來加以篩選，再轉存入長期記憶的腦區（顳葉），而得以長時期的保存（庫存），以待後來的需求（例如提取）。

很多人認為「記不住的就是不重要的」，事實不是這樣。主要是因為長年不被提取的庫存資料，其「記憶標籤」鮮明度降低而顯得模糊，導致要去檢蒐與提取的過程中，需要經過更多的線索連結，再加上時間性的反覆搜尋，才能夠從腦海中逐漸浮現。

然而，回想後所得到的事件記憶，其細節經常不甚正確，有時候還是大腦自圓其說所編撰。只能說整體的事件記憶架構尚屬完整，不過任何的細部都有可能是從零零落落的記憶殘片加以後製組裝而成。如果對同一事件隔了一陣子再次詢問，其回答的內容或多或少都會有明顯的差異。

【修補小要訣】

記憶力強度的維持，可以採用以下四種方法：正確的營養素攝取、良好的睡眠品質、適時複習相關事件記憶、在內心強調事件記憶的重要性（即加重「記憶標籤」）。

Q：健忘和遺忘是否不同？跟失智的關聯性？

A：遺忘的事情很難再想起。健忘則有良性和病理性狀態，後者可能與失智有關。

大腦的主要功能在於思考。大腦不會浪費大量的資源，來處理一些它認為瑣碎或是無意義且不需處理、不值得記住的事；因此，就會「遺忘」掉這些事。而大部分已經遺忘的事情，很少能再被想起來。

若人常常處於瞬間的資訊複雜與混亂之中，或是處於長期的慢性／潛在性高度壓力而調適失衡時，通常在日常生活裡，「健忘」會偶然且持續地發生。不過，如果健忘的事項在事後或隔日還能回想起大部分內容，就被稱為「正常的健忘」（良性健忘）。

然而，連昨天午餐、晚餐吃什麼都記不住（生存要件）的話，已經是不妙徵狀，可能代表有了「病理性」的健忘，甚至是年輕型或早發性失智症的預兆。

「遺忘曲線」在人腦的奇特現象

一八八五年德國的心理學家赫爾曼・艾賓浩斯（Hermann Ebbinghaus）的研究，發現「遺忘曲線」在人腦的奇特現象、才知道人腦是善忘的，並且遺忘的速度之快令人驚訝。

事實上，人腦的自動記憶能力在二十歲時達到巔峰，之後就逐年走下坡。而後的歲月中，人腦經過周遭的不斷刺激而豐富「經驗」神經連結的模組，使得大腦皮質與個別腦區的連結密度越來越縝密。從此，大腦要記得住或是提取庫存資料的過程中，所受到的運作干擾也會越來越多。

依據艾賓浩斯所提出的「遺忘曲線」速度：一個記憶事件的刺激發生後二十分鐘內，剩下百分之五十八被「暫時」保留；再過一小時，還有百分之四十四；但是，隔天後只剩百分之二十六；到了三十一天後，就只能保有百分之二十一。

工作記憶系統的運作

在下圖的人腦工作記憶運作流程模型中，當涉及的個別腦區因為退化或極細微中風，都會拖延工作記憶系統正常運作的效率與速度，嚴重者就會有失智症發生的風險。

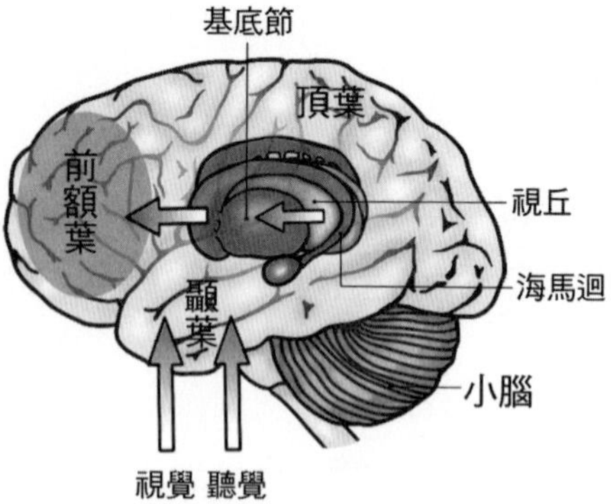

工作記憶運作流程的模型。

年齡增長後要有高度警覺，對於交談中詞語的即時記憶、日常生活簡單的計算與速度、生活物品名稱的熟識程度等都是；也得注意自己說話時會不會有延遲與停頓的現象，同一段話是否有重複的狀況、同一件事會不會近日內常常反覆談及。這些徵狀都跟日常生活中所使用的工作記憶系統能否正常運作有關係。

會發生這兩種情形，是依照「優項選取」原則來決定。當人在意識上對於某一事項的堅持強度，會因為注意焦點的散失和專注力道而減弱時，無意識就順勢掌控了排列主控權，而把原來的排定順序弄亂。

這種弄亂的情形，最容易發生在外因性、內生性的注意力。當這兩種注意力交會時，很容易在瞬間產生健忘。因此，容易發生健忘，大抵上都是容易注意力不集中、專注力不足，和失神、過動傾向的人。

【修補小要訣】

想要不健忘，要訣只有兩項：事前預演和進行中回顧。前額葉在對於事項排序過程中，會有推延已排好順序事項或臨時再插入新事項的機制。

Q：罹患失智症時，記憶的退化是什麼情形？

A：仍然可以說話，但對事情的意識、心智表現等狀態逐步喪失中。

「圖像記憶」是任何具有視覺系統的動物都擁有的能力，人類的進化也發展出語音記憶（語言）和文字記憶（詞彙），而後兩者都需要在人造環境中才能習得。同時，一生中也需要處在人造環境裡，不斷接受周遭的刺激，才能夠

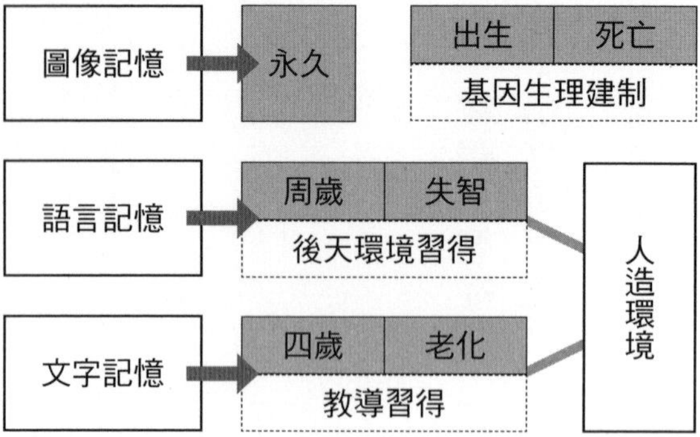

人類的記憶系統習得的類別。

長期保有與穩定運作。

一般而言，以圖像為基礎的語言記憶，通常比以聽覺系統作為基礎的記憶，遺忘範圍會少了許多。

失智症的早期發生，除了跟記憶力退化有關，也和語言和文字記憶系統的退化有關。再講深入一些，工作記憶系統從中運作大量的心智認知加工程序，才使人腦有「知識」的庫存。這些庫存的記憶形成「自我」，其中還包含親歷經驗、整合過的信念與秉持的對應原則。

直白地說，失智、癡呆症罹患者主要就是工作記憶系統的功能崩解，直接失去「自我」，更從「人」的位階退化成單純的「動物」位階。

失智到癡呆的發病歷程，從大腦後內側皮質的代謝產生顯著、擴大性的變化。這個腦區的代謝效率與範圍，跟其萎縮程度有直接關係。後內側皮質是人類「核心自我」的產生地，這意味著失智、癡呆症的徵兆，指的就是意識、心智逐步喪失中。

會說話不代表沒失智，有早期的「記憶」也不代表記憶功能的正常。高齡者的「早期記憶」大多不可靠，且多以自己詮釋後的內容為主。

說話是人類建立語言能力後所呈現的本能，這跟狗貓使用尾巴動作作為溝通工具，是一樣的道理。重點在說話的內容、時機、使用詞彙的豐富度。

那麼，為何不會在早期就感覺到這些徵兆呢？其原因有三。

原因一：工作記憶系統，是最基本、最重要且與生存有關的認知神經系統功能。單以視覺系統的非語言工作記憶運作為例，就足夠讓人們看得到、也吃得到食物。除了想要閱讀文字的人以外，對多數人來說，視覺能力只要能夠維持到吃喝拉撒睡、看看電視節目的程度，其他延伸功能也就沒那麼重要。

原因二：人體內是有補償效應的機制。除了年限已到外，通常不到最後關頭，人體都會想盡辦法來排除困難、解決問題，這就是所謂的自癒力。一般來說，在解決問題的過程中，除非有急迫致命的可能性，多數會在沒有辦法的狀況下，採用「與症狀共存」的方式來度日。

舉例來說，患有佝僂病的人，除非症狀已進展到脊椎神經受嚴重壓迫且無法再承受時，才會有進一步的作為；否則，在此之前還不是維持原樣過日子？可是，當他的工作記憶系統運作出狀況，發生外出買菜時間較久（二至三天）且在較遠處（十幾二十公里外）的情形時，還必須仰賴警察協助，才能回家。

這個時候，會讓人覺得身體健康根本沒什麼幫助，只會讓迷失的人走得更遠而已。要是出門時還沒有任何異狀，卻在外出後一段時間、要回家的那一刻起發生。補償效應已經用盡，失智症狀突然降臨。

原因三：人腦的「拖延心理」在作祟。人腦是很耗費能量的「器官」，大腦整天盤算的是如何減低能量耗損的問題。而人腦的最佳生活環境就是：事少、錢多、離家近，哪一點不是跟能量保留有關？

事實上，人類很容易被本能所綁架，只要一個不留神（意識性差、意志力不夠堅定），很快地，本能就主導人腦的優勢地位，因為這樣可以減少能量耗損，能拖就拖、過一天算一天。換句話說，「拖延心理」就是工作記憶系統運作以最低階方式來運行。如此一來，若有疑似失智症狀發生，便很容易被忽略。

【修補小要訣】

維護工作記憶系統，有助於預防失智、癡呆症的。方法如下：

建立生活標準作業程序

舉例來說，如果是平日常攜帶的物品，心中要規畫固定擺放位置；預先寫

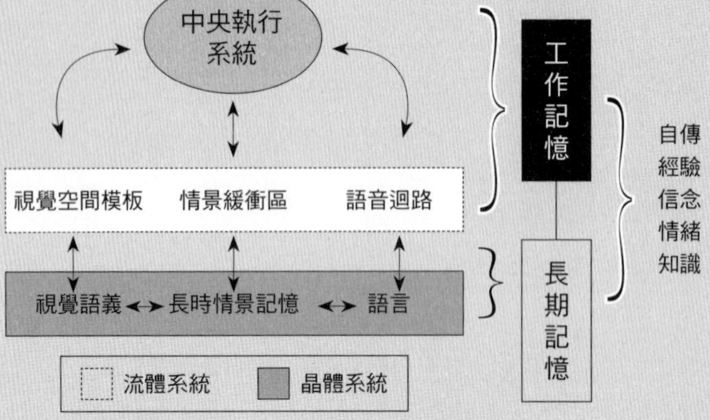

加工後的工作記憶，成為長期記憶的運作模式。

下每日的行程備忘錄，但僅供忘記時拿出來看一眼而已，不可作為時時刻刻提醒之用。

工作記憶系統中有一個理論，即在系統運作中需要透過「思維空間模板」，提供一個平台，讓人在上面暫存一些資訊，這種感知就是讓腦海裡浮現某些想法，然後再透過一些程序處理，把這些資訊與其他的資訊連結、整合或轉換成為新的資訊。

反覆自行推敲或演練

任何參加賽事的選手們，在每次訓練前與睡覺前，會把當日的訓練情景，閉目並在心裡重新刻畫一遍，尤其在正式比賽前晚。這種在思維空間模板上反覆刻畫的方式，增強了大腦的預設執行條件，並且減少出差錯的機率。

欣賞美術作品

其中，尤其以沒有附註解說的畫冊更佳。盯著畫冊的圖案形象，視覺加工系統會自動產生工作記憶系統的運作（編碼、轉譯，請參閱下圖），不知不覺間，會有想像或推敲的想法浮出意識。

閱讀文字

比起拼音系統的文字加工，漢字的視覺加工過程更為複雜。因為閱讀

Allan paivio雙重編碼理論

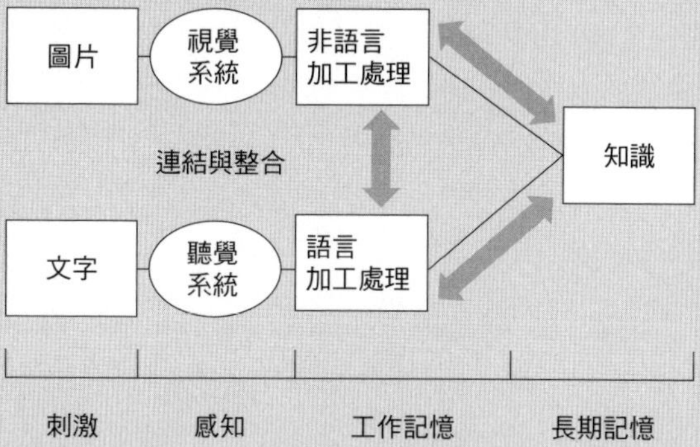

雙重編碼在工作記憶系統處理的角色。

漢字時的加工系統涉及雙重編碼與轉譯的過程，透過語言和非語言兩種不同加工過程，才能得到一個加工後的結果。因此，強化工作記憶系統的運作能力，效果最佳。

聆聽古典音樂

音樂治療界把音樂當作「膳食」，因為常聽古典樂對於聽覺的加工系統刺激很大，有助於管理情緒。音樂在神經機轉和各種行為等方面都有連結，並且也會分布到相關的腦區。

Q：過度用腦會不會發生失智、癡呆症？

A：基本上不會，通常是越用功能越佳。

基本上，大腦是一個很會為自己盤算、節省能量的器官。然而，之所以會有這個問題，答案在於人與人腦是一體兩面且相互競合的狀態，而這是一般人都無法理解的一個事實。

「我」的感覺是人腦經過了神經計算後，所浮現在意識層面的認知。人的身體就好比電腦硬體，而軟體運作就像是神經計算，最終的結果就是顯示器上面所看到（感知到）的文字顯示的「我」。

所有的「我」加工處理過程必須有解剖學的依據，更需要的是心智認知神經模組的運作。而這一切都得先靠後內側皮層與腦幹後背蓋腦區的加工運作後，才能讓「我」產生。

人體就像一個共和國，許多器官的運作皆是自主的。還有細胞內粒線體的基因也是自主遺傳的，雖然和人體遺傳同步，卻不受人體的基因影響。它在人體任何一個細胞內口數眾多，同時是高度自治的。

人腦也是同樣的情形。說直白些，人腦跟腸道菌一樣也是「寄生」的，只是它有個器官的外殼，而被解剖學認為是人體自有的器官。人腦是個資訊有機體，而其百分之七十的運作是「人」無法感知的。正如你我都無法察覺與感知到大腸內的共生益生菌今天正在做些什麼事。

如此說來，你我的意識感只是身體性的感知，而這種的感知資訊全由大腦加工處理後，才傳輸給「你我」，進而有意識感，也才知道身體發生什麼事。而所謂的「我想」只是對著大腦說：「我想要……我想做……」的指令，經過大腦內部的潛意識加工處理後，才傳輸給「你我」。這種高階的意識運作，只有人類才有。

當你正看著一張陳年照片時，你的意識層面不斷地下達指令給大腦：「咦！站在我左邊的男子是誰？」這時的大腦正忙碌著，翻遍所有庫存照片資料比對著每個細節。只是，獲得的指引太少。於是開始自言自語：「會不會是助教？」這又給大腦另一個指引，一步一步慢慢地回想（recall）著。

想不起來時，就有兩個狀況：這個男子對你而言不重要，所以記憶標籤不明顯；另外，就是記憶系統真的出狀況了。

錙銖必較的人腦

大腦無時無刻接受著「你我」意識層面的指令，是相當忙碌的器官。比起心臟的規律性運作，大腦更是充滿了渾沌與彈性，進行混雜且反覆的運作模式，讓它又累又耗能量。

用腦是否過度的想法，就是人腦自行盤算的計謀。因為受到生物性的限制，人腦不得不計算自己的利益，因此會給人一些限制用腦的障礙訊號：喔！讀書讀到頭疼，我不行了，已經頭昏腦脹等等，讓人不要再耗費能量的警告。大腦之所以給予這些訊號，無非就是想用最低的能量來運行，直到壽命到期為止。失智，就是大腦所用的手段之一。

偏偏進化後的人腦，早已不單單是在生物層面運作而已。作為社會腦的人腦，已經發展出溝通互動的語言、傳遞知識的文字，所以說人腦不是單純的生物腦，是個資訊的有機體。

個別的資訊有機體相互連結，形成了社會網絡。而人一旦離群索居，與社會斷開連結，單一大腦就會因為無法重新適應社會，造成不穩定性，社會腦逐日崩解。是否會罹患失智症的廣義原因，就在這種網絡中如此地發生。

在社會網路的互通中，人腦經過不斷刺激而豐富了「經驗」神經連結的模組，就會形成高功能心智認知的神經網絡環境，所謂的「智慧」就這樣而生。此時，就轉成為以思考為主的「智慧成長型態」大腦，記憶力瞬間的保固反而成為次等重要的機制。

越用越靈光

「智慧成長型態」的大腦智力稱為「晶體智力」。晶體智力在某種程度上受到環境經驗、學習與文化等因素影響而與日俱增、持續成長。在人生後段，晶體智力的保有就跟失智症發展程度息息相關。在對失智症的預防上，考慮加強環境經驗、學習與文化方面的探索，就是一個非常重要的方向。

另一種被稱為「流體智力」，跟神經生理功能的發展有關，主要針對非語文性資訊能夠洞察和推理的思考能力。而這種智力是由遺傳所賦予的先天能力，因此不受到環境經驗或文化因素影響。當發展到青少年期而達到高峰後，隨著年齡的增長，會逐漸減弱。

初發的失智症傾向，和流體智力的削弱太快、太早有關係，但是與此同時，對晶體智力的發展與保固卻是欠缺的，跟不上維持大腦健康的程度。雙重的弱化，對於失智、癡呆症發生有絕對性的影響。

這兩種智力都跟額葉和前額葉的整體表現有關，思考的進行過程就在這個腦區中進行。經常性做越高階的思考與決策的心智認知活動，對這兩個腦區內神經元網絡的連結密度會越密集，且對其他腦區的投射神經路徑也會越多。最後，當其結實的態勢高到一定程度時，就會產生「高功能」的大腦型式。

失智症現象的重要參考：修女研究

在美國，有個關於阿茲海默症的重要研究，對象是針對六百七十八位七十八到一百零六歲修女的「修女研究」（The Nun Study）。這項研究在一九八六年啟動，持續三十幾年，陸續得到令人驚訝的成果。內容描述讓大腦健康的祕訣——當成為「高功能」的大腦後，失智、癡呆症機率就會大幅降低。

參與研究而終生寫作的修女們，過世以前所做的智力檢測都在標準以上，而她們過世後，更捐出大體作為醫學病理研究。儘管後來解剖的結果顯示她們的大腦已經有明顯的病理徵狀，但實際上，卻不曾被檢測出有失智、癡呆症的現象，因為她們並沒有外顯的病徵。

由此可知，失智、癡呆症的退化，就是從具有高階思考的能力，退縮到只能使用過往經驗的階段，然後再衰退到連經驗都變得模稜兩可的狀態。最終，就是連經驗記憶的提取，都變得不可靠且無法使用。這部分正好對應到工作記憶系統在三十歲以後逐漸弱化，和流體智力能力的消減。因此，隨著年齡增長，要懂得時時刻刻強化晶體智力，避免逐漸趨於劣勢。畢竟，如果不多用腦，可是會退步的。

【修補小要訣】

多多使用語言記憶加工系統，增高晶體智力的體積

這個人造的系統必須在人造環境中維護。文字閱讀可以在皮質上產生聽覺系統的加工處理，而文字的圖形意義也必須在視覺系統加工處理，兩者都必須經過轉譯後加工，才能讓人理解文字的意思。所以閱讀的附加價值，是能增強非語言加工處理的能力。

對於時事要聞必須費心關注，且加以比對、剖析、預測

至於預測的結果是否一致，不是失智預防的重點，最要緊的是有適度用腦的機會。記得平心靜氣，對事只做分析不加評判，不武斷且不下定結論，只求關心和思考而已。

一旦需要到門診接受專科問診時，醫師通常會問：名字、今天幾號、星期幾、總統是誰等問題。只要有兩、三題答錯了，任憑其他的對應都還好，診斷結果就是已經失智了。

既然是社會性的腦、又具有晶體智力，年齡增長後對於社會中的零散訊息仍是必須要關心的，不要事不關己，以為那些對年紀大的人都不重要。晶體智力，指的就是人的資訊經驗會像結晶一樣，慢慢地堆積成長，越老越聰明且更有智慧。等到老了，大腦裡就剩下這個東西。

對於人造記憶（文字、語言）的環境要多多利用

需要建立生活習慣，限制自己一天之內在某個時間進行閱讀。人的專注時間大多不會超過三十分鐘，高齡者會更少，所以要讓自己堅持讀完至少二十分鐘以上。按照對書籍內容的吸收狀況，給自己規定每次必須讀完幾頁，且限定一本書讀完的最終期限。要有結案的精神。

另，也要常常關心相關單位所舉辦的講座，譬如中央研究院常舉辦各種演講。各醫院也常舉辦跟健康醫療有關的講座，都很適合高齡者日常生活的參與。

Q：失智、癡呆症是瞬間產生或逐漸形成？
A：通常是下階梯式、溜滑梯式的產生。

失智症的表現，與發生的年歲有關係。基本上，可能有兩種狀況：下階梯式、溜滑梯式。

下階梯式

接受教育的時間較短、平生的職業較單純者，若真的發生失智、癡呆症時，大都以下階梯式的方式產生。他會慢慢地從病理性的健忘，到性格轉變（偏執、冷漠、嘮叨）、行為暴衝（無故暴怒且無端不講道理）等漸趨怪異的行為，一直發展到被確診其罹患的事實。

通常下階梯式的失智症病患佔大多數，原因是退休後所受到的周遭環境刺激頻率日益減少，只能依賴庫存經驗來做心智認知活動，並且其神經網絡的投射連結路徑傳輸強度也越來越弱。因此需要多進行強健腦力的運動。

溜滑梯式

大都發生在教育程度較高的人群中。除了因為他們常忽視日常生活的健康保健外，等到退休後，其能夠受到的外部資訊刺激也大幅度減少，導致腦力活動量減低，再加上缺乏運動量（大腦供氧量下降）和不正確的營養攝取（稀有營養素缺乏），還有高齡後身體保養欠佳、生活節奏混亂（睡眠障礙）等潛在致病因子，最終產生了失智的狀況。

有時候，只要一次小小的中風，就足以誘發出失智症。中風病發到緩解後，周邊人們開始會感覺到當事人心智精神狀態怪怪的，最後就是由專科醫師告訴家人：「他失智、癡呆了！」

【修補小要訣】

或許教育差距，會製造出不同程度的失智、癡呆症潛在因子。雖然教育程度高者的神經網絡連結密度高於一般人，但也因此容易忽略自身失智的可能性。事實上，接受教育與否有時空背景的限制，「學習」則是無限的可能。

舉例來說，很多人完成了高等教育，但學習動力、意志力卻是跟著生涯變動與時間限縮壓力下，隨年齡增長，促使學習意願和能力逐日低下。最後，就成為管理大師彼得．杜拉克（Pter Drucker）的金句：「充其量只不過是接受了高等教育而已。」

因此，讓自己保持學習的狀態相當重要，其中特別建議持續接觸有文字的環境。有兩個可行的方向如下：

●主動式，安排自己有興趣的主軸，來進行蒐集與參與活動。譬如台語詩歌吟唱社、深耕台灣歷史，或是購買書籍閱讀，延伸自己的知識範疇。

●再度進入體制內教育體系就學。教育部為鼓勵成人重返校園，在不少大學開辦在職專班。另外，也有設立社區大學，民眾也可以選擇比較具學術性的課程進修。

Q：受教育程度的高低，和失智、癡呆症的產生有所關聯？

A：接受教育程度與失智症狀表現有密切的關聯。

教育的本質就是要接受心智認知訓練的過程，以培養獨立思考、理性判斷、邏輯推演等能力。這些都和大腦要用來建立心智認知的模組，以及組建相關神經迴路有關。

在社會中與人群之間的互動，所產生的刺激和所獲得的資訊，也都會建立新的、或是再連結到原有心智認知神經模組與其迴路上，結果又會產生新的意義與信念。只有人類，才會思索所謂的「人生」，其他動物則幾乎不會。

其次，人腦發展至此，已經不是單純提供與存活有關的活動記憶而已，最重要的是知識資訊的記憶和其思維活動的展現。

這裡把人腦的活動展現，設定為物理結構和抽象結構的兩種概念。

「物理結構」是指大腦神經元的實體與其連結，包括神經傳遞通路在內，也就是個別腦區連結和所投射路徑、迴路的總成。「抽象結構」則指的是這一些實體、連結和神經傳遞通路的自主性或是意識性展現，也就是人類心智認知系統的展現。

舉例來說，人有信仰、神示、生死疑惑、道德等等的概念，這些就是構成人腦的抽象結構，因為它們不像有個道路或房子可以被明顯驗證。只有藉著心智認知行為面對外部的表現時，才能夠被獲取與感知。

譬如，當一個念頭在大腦內繞來繞去，它只會在神經通路的網絡中行走。一旦動用到物理結構（運動皮質的張嘴出聲，加上前額葉的理性與排序性工作功能）把看法說出口後，人們才會理解，或甚至因而誤解你的看法，而你也才能夠加以對應。

所以抽象結構的行為展現，就成為判斷失智、癡呆症發生時間與嚴重程度的關鍵所在。因此，失智症的發展進程很容易被周遭人們所忽略，就是因為多數是以損傷的物理結構來看待，反而容易耽誤早期就診的時機。如果細心些，從抽象結構的角度去察覺失智、癡呆症是否已經悄然發生中，會變成一件很容易判別的事。

以老人的偏執傾向為例。原本都以政績或行政決策的優劣作為對於政治評論的要項；但某一天起，當他開始鎖定特定人物或某政治組織，且針對性的破口怒罵、思維越來越偏激時，可能代表管理理性的前額葉失常！這就是所謂的「前額葉症候群」傾向。

曾有專業醫師說百分之九十五的失智、癡呆症患者，都可能伴隨精神方面的疾病。其實只說對了一半。就算是所謂的「正常」人們，也有許多潛藏著的精神疾病症狀，譬如：車怒症（手握方向盤隨口碎碎念，對別車的敵意甚大）、極輕度躁症（脾氣暴躁）、輕度恐慌症（超級緊張、焦慮）等。還有年齡增長後的恐藥症（只就醫不吃藥）、恐病症（二十五歲患者一年就醫四百三十五次的案例）。有些高齡者還會經常性的周遊列「科」，把就醫當作日常活動。

有心因性的疾病傾向者，建議接受心理諮商或治療。其他多數的可能是前額葉理性功能出差錯，甚至有輕微失智的可能。另，若精神疾病徵兆早發於明顯的失智、癡呆症，從某個角度來看，精神疾症或許是失智、癡呆症產生的前導誘因。

此外，人腦內有一千億個神經元，靠著軸突相互連結、傳輸，進行訊息的接收與整合。重要的是在意見相似的數百或數千計以上的神經元之間，會進行民主式「投票」，藉此取得「共識」的神經元，再一致性發出強烈的電流訊號來產生意識。

這就是人類會有各種不同想法的原因。個別神經元會長出兩千到五千條軸突，並和別的神經元連結。研究顯示，接受教育的程度越高、時間越長，個別神經元的軸突就會長得越多條，平均可以高達一萬條以上。

早期儲存腦本可以健固腦力

經過長期學習而能夠經常深度思考的大腦，就能夠組建出具有神經元密集

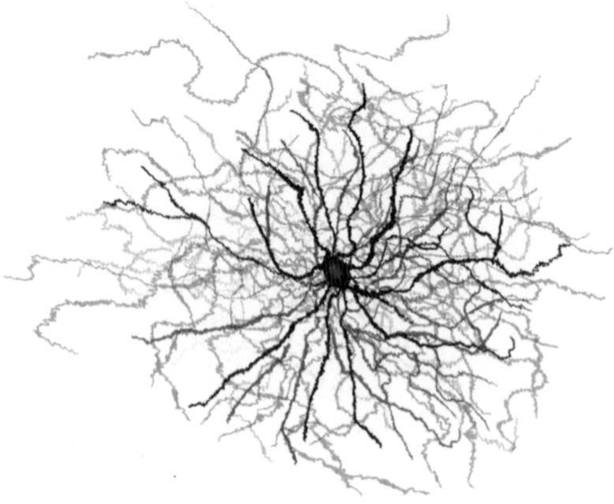

單個神經元與其軸突。

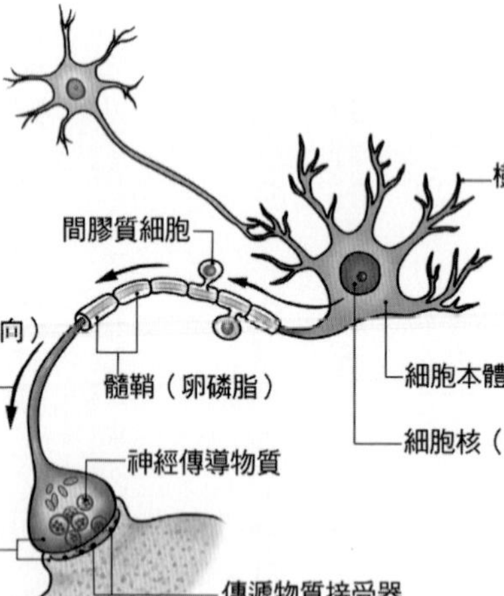

神經元的訊息傳遞方向與所需的基本營養素

網絡的腦。這就是早期「儲存腦本」與「腦力健固」的重要概念。豐富密集的神經元連結網絡，就不怕少數的軸突斷落與萎縮，如此一來，失智、癡呆症發生的風險就會降低很多。

【修補小要訣】

大腦是依靠學習（好奇心）和創意（思維）來維持其演化後的原始設計，和日常的運作穩定性。只是人們長期在群居社會生活、活動，受到周遭環境的資訊刺激，而「被動」與「強迫」性的學習，因此產生了不知不覺學習／創意的效益。

心智認知神經網絡的連結，會產生內連結和外連結。到社會上參於學習團體，同時投入社群活動，就是會發生這兩種連結的改變，因此，當教育程度的差距被彌補後，是可以從日常生活中的心智認知行動來達成改變的。

Q：如果做到終身學習，對於記憶力鞏固有幫助嗎？

A：想要記憶能被牢牢記住，需要鮮明的標籤。

「好奇心」是大腦學習的基礎驅使力，但要想記得住，尚且需要另外的基本要件來搭配。好比一本書需要一個淺顯易懂的書名一樣，而這個書名就是記憶的標籤，不然的話，一個記憶事件很可能就是一個暫時性事件，容易被海馬迴肆意刪除。

要避免這種慘劇的發生，需要三個「除非」的幫忙。

除非一：有「意義」的事件

若以老鼠實驗來打比方，「意義」就像是一塊可口的乳酪，是值得長期記住的，並且知道在何處或何時能尋覓到。然而，「意義」對人類而言可就不單純了，像是沒有追求成功的初戀或是單相思的對象，都是終身難忘，直到終老時還會午夜夢迴。

對人類來說，最大且影響深遠的悲哀，就是所謂「意義」事件還需要與情緒掛勾，才能夠形成一個整體性的「意義」。

除非二：整體性的「意義」建構人的一生

有了這一連串整體性「意義」的記憶基本架構，才會形成心智認知功能的腦內活動與外顯行為。年齡越增加，會對於過往自己的經歷越有自發性地回顧，並且頻率越來越密集。

高齡者最喜歡常常重回舊地或重溫過往事物，反覆嘮叨地述說過往的事情。因此，失智、癡呆症患者最難堪的，就是忘了自己過往種種記憶，最終也忘了「我是誰」。

其實這也沒什麼意外，大腦總是要「自我檢討和查驗」內部記憶庫的存貨，和現狀的邏輯系統運作，是否跟當年的實況演出有一致性。也就是說，大腦在

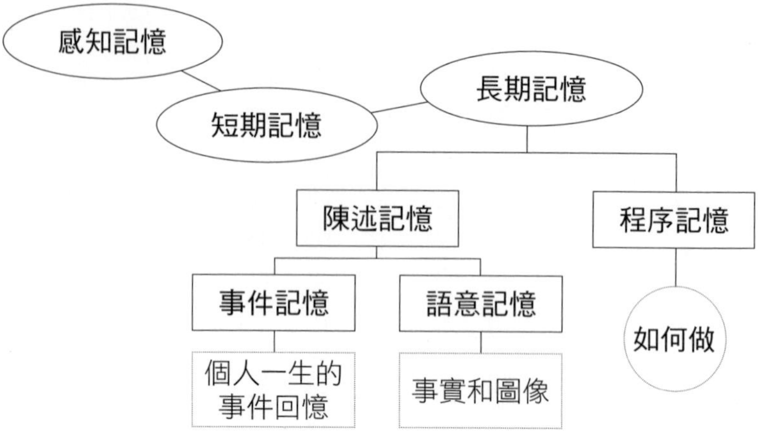

人腦的記憶分類系統和相關架構。

進行「系統維護」的過程。

除非三：人生突然提早結束

若早在五十歲左右就撒手人寰，就幾乎不太會發生罹患失智、癡呆症的狀況。舉例來說，遠古人類的平均壽命約為三十歲，等於還不到失智症的好發年齡就已經離世。不過，以近幾年來說，失智症的發生年齡慢慢下修，光是在台灣，就已經有近四十歲左右的失智症案例。

人腦的記憶系統非常完整，但也

很複雜，比起其他高等動物，可說是高出許多檔次（除了靈長類的矮猩猩和黑猩猩以外）。

一隻狗不會理解一生中事件回憶的意義，此即演化上心智認知程度的差異，而這就發生在「自我」存在的感受上。狗的自我幾乎是在「原始自我」的層面，而人類的自我感受卻是多重性的綜合自我，譬如：物質自我、核心自我、精神自我等等。然而，「精神自我」只有人類獨有。

任何分類的自我，都跟上頁圖中的記憶系統架構運作脫不了關係，也因此重點僅在於記憶力的運作。譬如「我」是誰，就涉及陳述記憶內的事件記憶，和語意記憶的協同提取能力。

一旦語意記憶出了問題，人就會錯認自我，甚至錯認自己的名字。這種情形在失智門診中很常見，但這還是不嚴重的病徵，甚至還有患者連自己的名字都忘了，例如：我叫「阿霞」，姓什麼？不知道，我就是「阿霞」啊！

失智、癡呆症的預防三主軸

在心智認知層面上，記憶力的維護（固存／提取）、工作記憶系統運作（語言／非語言加工處理）和彈性運作（右前額葉功能）的這三個主軸，形成人腦的「新鮮」程度。在身體的保健方面，就必須讓血管保持著清澈血液與彈性管壁環境。

身體老化（不是退化），但是大腦卻需要年輕化，這是最高的與最重要的延壽保生之道！大腦是個資訊腦，若想要維持它的新鮮度就必須每日澆水——也就是餵食「知識」。

大腦是一個雜食器官，但也是一個追求輕鬆的器官。因此，通俗的肥皂劇很適合它的胃口，容易理解的言情小說更是它的最愛，自然地，它也特別愛聽淺顯易懂的流行歌曲，也不喜歡那些高上的偉人，對於專注於生存的人腦來說，景仰高遠的目標太累了，能簡單最好。網紅、名嘴、歌星、明星所打造出來淺顯好懂的環境，恰好是人腦最易接受的資訊、這些最能夠讓人腦節省能

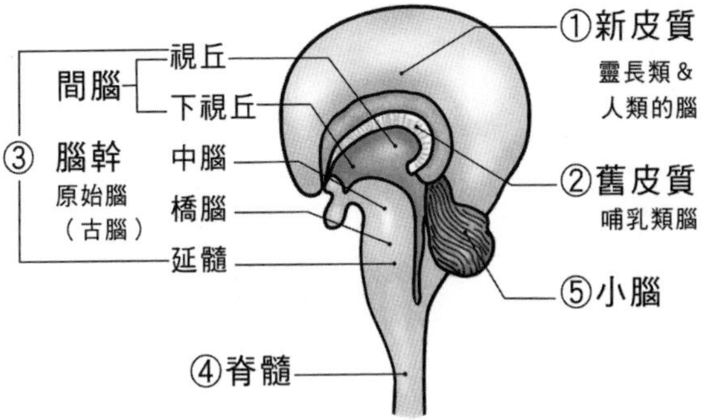

人腦的演化階段示意圖。

源。問題在於這一類的資訊，無法增進人腦心智認知的密度。

除了身體器官的損傷會直接導致失智、癡呆症之外，病症也會隨年齡增加而發生，會從大腦最後發育完工的腦區（新皮質）率先弱化後再退化。這是因為在新皮質以下的舊腦和原始腦，兩者的演化已經很久遠了。

換句話說，舊腦與原始腦或許是舊款的腦系統，但經過長期的演化與使用，中間經過調整，多少會比較穩定；新系統總得需要經常加以維護與下載新程式，才能夠維持正常性運作。

至於人腦的新鮮程度，則需要仰賴下載「新」知識來調整。

人腦意識的主要基本功能，在於高效率管理和維持生命，而自我則是維持人生的意義。如此看來，新皮質的退化在先，對於舊腦（生存）而言，並不可惜，那是已發展出社會腦的人類才會關心的事。

於是，終身學習對於人類而言，是生物存在價值的新典範，因此便成了不得不極力去做的事。經常下載新資訊，是維護新系統（新皮質）且能夠讓人腦協同運作順利的必經之路。

【修補小要訣】

修補終身學習的法門有三個訣竅：一個堅持、兩個執行、三個固定。

一個堅持：強化意志力，要有結案精神。

兩個執行：參與知識性課程或活動學習，動手書寫、繪畫，以及動腦閱讀。

三個固定：規律、日行、按期完成。

Q：為何有的人連書都讀不下去？為什麼需要終身學習？

A：讀不下去，可能跟腦內神經模組狀態有關。至於終身學習，則對強健腦力有幫助。

一般認為，閱讀的好習慣是「養」成的，但此話只對了一半。基本上，閱讀習慣是由「心智認知神經模組」所組建，而且至少需三個星期以上，或者有持續性運作，才會漸趨順暢。認知神經模組就是上述的神經元自行組織而成，而且會相互投射，並與之再連結。

「閱讀」涉及視覺神經系統的運作、文字圖像的轉換、文字語意的轉譯、工作記憶，以及面對相關腦區的共同運作、運動皮質的作業等等，是個繁雜的大腦運作工程。因此，單單要建立整套閱讀的「心智認知神經模組」中的連結，就得耗費掉多少的神經元成長因子、葡萄糖、蛋白質和必要的合成物質！

遠古時代，人類飲食總是有一餐沒一餐，加上極度缺乏蛋白質，促使大腦必須以極為緊張的狀態保存著本已匱乏的資源，因此，便不願意浪費能量在與生存、生命無關的活動上。當沒有升學和就業的壓力，自然也就沒有所謂的生存壓力。

因此，有了外部高壓的逼迫（例如：學生時期的大小考、期末考），或是跟生存壓力有關（例如：國家考試、職場進修需求、上司嚴厲要求），大腦才不會心甘情願地接受組建整套與閱讀有關的「心智認知神經模組」。畢竟，大腦就是為生存所演化而來的，因此，便產生現實環境生存壓力與生物原始壓力之間的衝突。

無論如何，知識資訊的記憶和其思考模式，以人腦而言，是能加強心智認知系統的重要功能。而學習，更是人腦（資訊腦）的關鍵基礎動作。因此，對人類來說，「終身學習」可說是預防失智的好方法。

此外，擁有「好奇心」是非常、非常重要的！如果保有類似童年的原始本能好奇心，就會讓人在面對日常生活周邊的資訊刺激時，能夠產生良好的對應。

有了好奇心，會讓人對於相對性、相關性的資訊刺激，進一步產生關注與探索。在關注與探索的過程後，就會與大腦的「新鮮度」（彈性腦）產生連結，並且延長心智認知功能的賞味和使用期限。

當年齡逐漸增長，隨著大腦記憶的不斷積累，同時也儲存了數量龐大的「垃圾記憶」。其中，跟情緒有關的垃圾往往能留存更久——這些大多數是負面記憶。這些負面記憶會持續侵蝕著心靈的健康，加劇身體腐朽崩解的速度。若能保持好奇心並維持學習的心態，就能避免上述的狀態發生。

【修補小要訣】

基本上，有三種方法如下。

跟孫子遊玩同樂：幼童期的前三年，正是人生中好奇心與探索能力最高峰的時期。建議每星期排定一至兩天，在孫子上床前的時段內，跟他們一起吃飯、嬉戲。

舉例來說，可以帶到公園裡一起溜滑梯，只要陪溜兩、三次，他就會想要自己玩。這種親情的依附效應，會在祖孫腦內情感腦區中，產生深刻變化，進而對孫輩產生終生影響。對長輩來說，無形中也提高了「精神免疫力」的強度。

因此，跟孫子互動與遊戲可以降低成人對自己實際年齡的感受，也可以重拾童年的好奇心，更可以修護因長年生活壓力所造成的創傷與積痕。

單獨外出：每個月選一天單獨外出。不需要太遠，到附近的城鎮閒逛一下，或是到更遠的地方留宿一至兩晚，也是不錯的選項。在獨自外出的過程中，就必須自行觀察、接觸和閱讀周遭資訊，才能一步步完成自己的旅程，以及最後想去的目的地。

跟著年輕人一起學習：哈佛大學有一個關於預防老化的「逆時鐘」心理學研究發現，高齡者在重建某個過往的生活場景時，總是樂在其中。結果發覺，參與者心智認知年齡降低了至少四到六歲。

不過，若真的想要提升好奇心和學習能力的強度，建議最好能夠參與跟自己差一個世代的學習團體，一起交流，尤其成員們在二十五至三十歲間，共同學習效果最佳。

致謝

首先，本書的誕生緣起，要感謝台北市大同社區大學中的學員們，以及桃園市中壢社區大學中選修課程的核心學生們。直到今日，我才把學員們的期盼化成現實，把過去數年的教學成果化成這本書上的文字，誠摯地呈現給我的學員們。

最重要的，還是要謝謝台北市大同社區大學和桃園市中壢社區大學的同仁們，這兩所社大是我十多年來經歷多所社區大學的教學浪跡中，最具慧眼與尊重、同時也設有社會責任相關課程的成人教育機構。

非常謝謝大同社區大學校長——張婉君小姐的支持。而張明樺主任，也是我很感激的同仁，謝謝您！

國家圖書館出版品預行編目(CIP)資料

告別失智: 一本書解釋大腦如何運作，以及你該怎麼吃、怎麼思考，活化腦力，維持永智人生/林錦堂著. -- 初版. -- 臺北市 : 大塊文化出版股份有限公司, 2021.06
面； 公分.-- (care ; 69)

ISBN 978-986-5549-95-4（平裝）

1.健腦法 2.生活指導

411.19 110006815

CARE

Good Care ,
Good Living